「認知症」9人の名医

東田 勉

ブックマン社

「認知症」9人の名医

はじめに

国立社会保障・人口問題研究所の中位推計によると、日本の高齢化率（人口に占める65歳以上の割合）は２０２４年に30％を超えます。20％から30％へ上昇する期間（19年間）は10％から20％まで上昇した期間（20年間）よりもさらに短くなりました。

高齢化が進むと、深刻に語られるのが認知症の増加です。介護ライターとして長年介護現場や介護家族を取材してきた私は、「家族が認知症になったとき、どんな医者にかかればいいのかわからない」という悩みをよく耳にします。「認知症を治そうと大きな病院にかかったら、かえって悪化してしまった」という人もいます。

認知症ほど、医者選びが難しい「病気」は珍しいでしょう。病気にカッコをつけたのは、これが治療の対象とされるべき病気なのか、はなはだ疑問に思われるからです。

皆さんは、認知症の定義をご存じでしょうか。認知症とは、アルツハイマー病その他の神経変性疾患、脳血管疾患その他の疾患により日常生活に支障が生じる程度にまで認知機能が低下した状態として政令で定める状態をいいます（介護保険法第一章第五条の二）。政令で定めるというのも不思議な話ですが、そもそも認知症という状態名は、2004年に厚生労働省によって定められました。従来の「痴呆症《ちほう》」という言葉が差別的であるとして、公募によってつくられた呼び名です。

2024年1月1日から、「認知症基本法」が施行されました。そこには「国・地方公共団体は、基本理念にのっとり、認知症施策を策定・実施する責務を有する。」と述べられています。「このままだと、いつ認知症という病名をつけられて医療の対象となり、薬物療法を施されるかわからないぞ」と不安に思う人がいても不思議ではありません。なにしろ国は、65歳以上の5人に1人は認知症だという推計値を出しているのですから。

これが、ほかの病気やケガのように（たとえば肺炎になって病院に行ったら抗生物質を出されて治るように）、安心して受診できるなら、こんな心配はしません。こと認知症に関しては、むやみに受診すると高確率で悪化させられてしまうのです。

過去四半世紀、日本の認知症医療は危険な道を歩んできました。1999年に最初の抗認知症薬アリセプトが発売され、2000年に介護保険制度がスタートしました。要介護認定を受けるために主治医意見書が必要になり、何の訓練もない医者たちが認知症と診断し、アリセプトを出すようになったのです。２０１１年には新たに3種の抗認知症薬が発売開始され、それらはすべてアリセプトに倣《なら》って増量規定が設けられました。最初は少量から始め、段階的に処方量を上げなければならないのです。規定通りに増量していないとして、診療報酬の請求が認められなかったケースもありました。

その結果、ほとんどの医者が認知症をこじらせる、という現象が起こっています。認知症は、ガイドラインに書かれるような「標準治療」が間違ってしまったのです。幸い、一部の医師らが〈抗認知症薬の適量処方を実現する会〉をつくって抗議を行ったため、２０１６年に厚生労働省は「理由がはっきりしている場合は、少量投与してもレセプトをカットしないように」という通知を出しました。しかし、この通知を何割の医者が知っているかとなると心もとない限りです。

この問題を追い続けてきた介護ライターの私は、「介護の問題は突き詰めれば認知症の問題となり、認知症の問題は突き詰めれば薬害の問題となる」と思うようになりました。それほど認知症の薬物療法は難しく、危険なのです。

しかし、世の中には認知症の患者さんと上手に接し、上手に治療する医師がいます。もっとたくさんいらっしゃるとは思いますが、本書では私がお薦めできる9人の「名医」を紹介します。これらの先生方は、「私が日頃尊敬の念を持ってご活躍を見させていただいている先生」か、「ぜひ一度お目にかかってお話を伺いたいと願ってきた先生」のどちらかです。そしてどなたも、「この先生の診察ぶりを、認知症治療への熱意を、ぜひ多くの人に知ってもらいたいと思い続けてきた先生」です。

認知症において「名医」か否かは、薬の少量投与ができるかどうかにかかっています。それが標準治療でないために、「自分がどこかで間違っていた」ことに気づいた経験をお持ちの先生方が少なくありません。

本書は、いち早く標準治療の問題点に気づき、独自の方法で認知症の患者さんとご家族に向き合っている9人の医師にじっくりとお話を伺い、インタビュー形式でまとめました。皆さんそれぞれ経験や手法は異なるものの、どこかに共通のノウハウがあり、似通った想いがあるようです。

本書が超高齢社会を歩む日本人の、「必読の書」となることを願ってやみません。

東田　勉

目次

本文中、＊のある用語は巻末に註釈を掲載しています。

本書は2024年4月現在の情報を基に作成しております。
読者の皆様からの各医師への医療相談や質問等の個別対応はできませんのでご了承ください。

ブックマン社編集部

［第1章］

介護家族をケアし、介護家族を信じる

西村知香

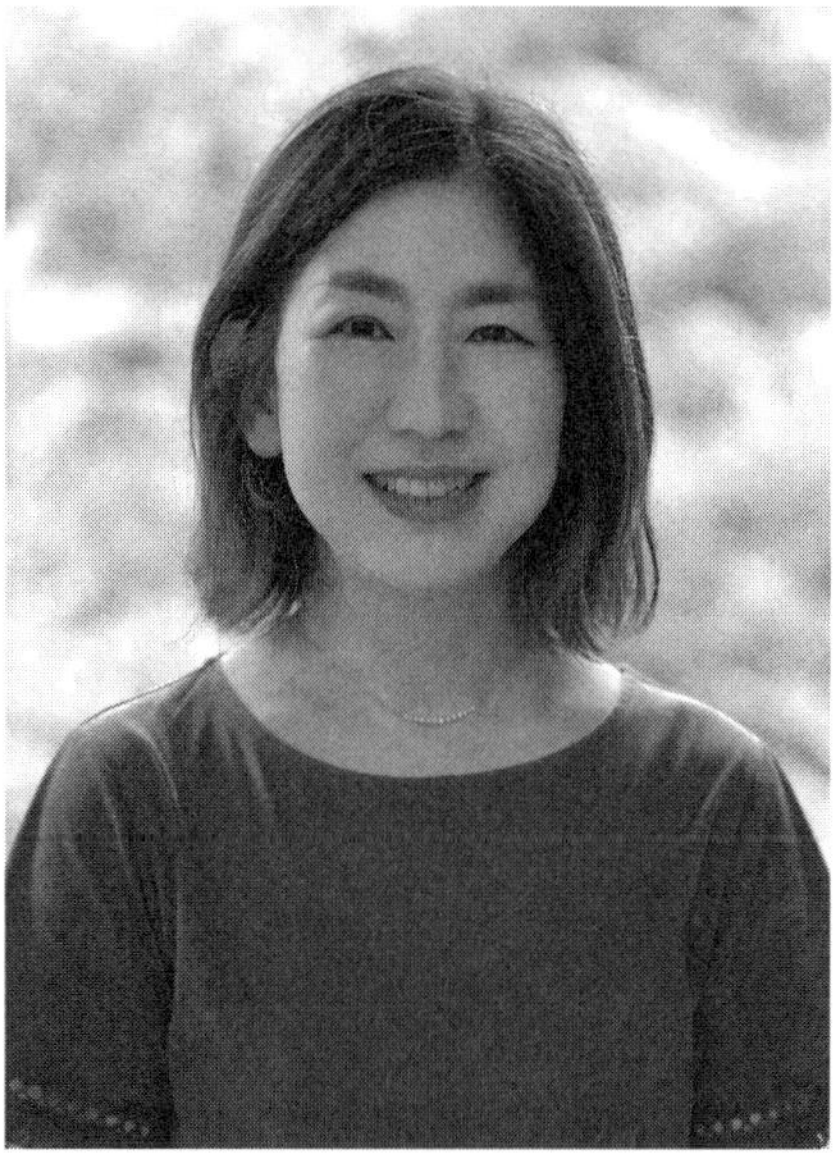

にしむら・ちか

東京生まれ。1990年横浜市立大学医学部卒業。1993年同大学医学部神経内科助手を経て、1998年七沢リハビリテーション病院、2001年医療法人社団・北野朋友会松戸神経内科診療部長。2002年東京都世田谷区に認知症専門の「くるみクリニック」を開業。同院長を務める。神経内科医。日本神経学会神経内科専門医。元介護支援専門員。日本神経学会、日本神経病理学会、日本認知症学会所属。著書に『認知症の親を介護している人の心を守る本』(大和出版)がある。

伯父の影響で幼い頃から医者を目指す

東京都世田谷区の北に位置する大原。京王線各駅停車代田橋《だいたばし》駅から徒歩3分、甲州街道と環状七号線が交わる大原交差点のすぐそばに「くるみクリニック」はあります。院長である西村知香医師は、この近くで育ちました。

西村　ここ（くるみクリニック）は私の通っていた北沢中学校の学区エリアなんです。近所には中学校時代の同級生がいっぱい住んでいて、実家もあって。だから地元で開業をしました。

東田　高校はどちらだったのですか。

西村　高校は桜蔭《おういん》学園というところです。東京都文京区本郷にある私立高校です。

東田　女性の「開成」みたいな名門高校ですね。医学部を目指してそこへ進学された。そこから横浜市立大学を選ばれたのは、どういった理由ですか。

西村　首都圏で入れる医学部という理由ですね。横浜なら実家から通えるし、まあ、入れそうだということで受験しました。

東田　この「くるみクリニック」を始められたのが平成14（2002）年でした。開業の経緯を教えてください。

西村　伯父が開業医だったということもあって、小さい頃から医者になろうと思っていました。母の兄で、日本医科大出身で外科の医者でした。私が子どもの頃、伯父は実家に一緒に住んでいたのです。そこから大学にも通っていましたし、勤務医の間は同居していました。開業するにあたって生まれ故郷の沖縄に帰りました。

東田　お母様のご実家は沖縄なのですね。伯父様はご存命ですか。

西村　いいえ、もう亡くなりました。

東田　横浜市大の医学部で神経内科を選ばれた理由は。

西村　大学5年生か6年生の頃だったと思います。神経内科の先生が学生を集めて勉強会をやっていたんです。その勉強会に行きたいからついて来てと友人に言われて参加したのがきっかけです。そこで神経についての本を読む輪読会というのがありました。その友人は整形外科に行ったんですけど、私はその先生に誘われ、神経内科に入りました。

東田　横浜市立大学の付属病院に神経内科があるのですか。

西村　脳神経内科があります。でも当時はそういう科はなかったのです。私が学生の頃は、神経内科の先生は内科や精神科に所属していて、あとは外の病院から来て外来をやっていた先生もいました。神経内科というものが横浜市立大学では独立していなかった。だから学生をたくさん呼び寄せたり、いろんな科から医者を集めて教室をつくったりしようという時期に、私は入りました。

東田　神経内科というと、脳梗塞などの治療をなさるのですか。

西村　そうです。その後、私が開業する前に勤務していた七沢リハビリテーション病院脳血管センター（2018年9月に閉院し、神奈川リハビリテーション病院に機能を移転）というところは、脳梗塞の治療が中心でした。脳梗塞ばかり診ていました。

東田　救急で運ばれてくるような患者さんですか。

西村　救急もありましたが、急性期と慢性期のあいだの回復期。リハビリテーションが必要な段階の患者さん、急性期が終わった方が多かったです。

東田　助かったけれども麻痺が残ったり、失語症になったり……。

西村　そうですね。

日本でも珍しい「認知症専門医院」

東田　神経内科医で脳梗塞の治療などをしていたのに、認知症専門のクリニックを立ち上げたのは、ある出会いがあったからだと、かつて『東京ドクターズ』というサイトのインタビューで西村先生は語っていますね。「役所の認知症相談業務を担当して、多くの認知症患者とその家族が、どこにも相談できないで困っている現状を目の当たりにした」からだと。20年前に認知症専門のクリニックを開業されたというのは、珍しいですね。

西村　開業する前、杉並区役所で月に1回程度、保健師さんが中心となって医療や健康に関する相談会をやっていたんです。当時はまだ痴呆症と呼ばれていましたけど、認知症の家族で悩みを抱えている人たちを集めて、みんなで話し合うケアカウンセリングみたいな内容です。当時はどこの保健所でもやっていました。医者とかアドバイザーみたいな人を、役所がアルバイトで呼んで、専門的なアドバイスを交えながら、保健師さんとかいろんな人が7、8人で話すんです。そのとき、認知症を専門に診ているクリニックがないことに気づき、認知症専門クリニックを始めたら大勢来てくれるかな、と考えました。

東田　区役所で行っていた相談会というのは、家族会みたいな感じですか。

西村　そうです。決まったメンバーではないですけどね。最初は、うちの夫から頼まれたんです。夫は精神科医で、当時大学院の先生が小阪憲司《こさかけんじ》先生というレビー小体病の発見者でした。夫は、杉並区役所から「人手不足だから手伝ってくれないか」と頼まれて、その相談会のアルバイトに行っていました。私は精神科医ではなくて神経内科医ですけど、認知症は神経内科の病気でもありますから、自分の勉強になるとも思い、何年かその相談会でご家族の相談にのっていました。

東田　七沢リハビリテーション病院にいらしたときですか。

西村　そのあとですね。七沢リハビリテーション病院では脳梗塞の急性期を診ていたので、それはそれは多忙でしたから。当直もコールもあるから、病院から出られなかったのです。だからそこを辞めて、松戸神経内科（松戸市・現松戸脳神経内科）、つまり開業医の先生のところの勤務医になったので少し暇になりまして、それで空いている時間に相談会に行っていました。

東田　ご主人は、今はどちらにいらっしゃるのですか。

西村　夫は当院の副院長・西村徹です。隣の部屋で診察しています。

東田　では、ご主人とも相談されて一緒に「くるみクリニック」をつくったという感じですか。

西村　ここを開業したのは私一人です。しばらくしてから、夫が勤務医を辞めて一緒にやり始めました。

東田　こちらはすべて予約制ですか。

西村　はいそうです。一人ひとり時間がかかるので。

東田　初診で大体どれくらい時間がかかりますか。

西村　いろいろ話を聞いたり検査をしたりするので、2時間くらいはかかりますね。初診のときに、しっかり時間をとって聞きます。最初は私一人でやっていたので大変でしたが、今は分業でやっています。

東田　診療体制を伺いたいのですが、副院長の西村徹医師も常勤なのですか。

西村　常勤です。あと週2回のカウンセラーが二人と、精神保健福祉士が非常勤で週3、4回来ています。

東田　カウンセラーの方で、本を書かれた方がいますね。

西村　ああ、平《ひら》野《の》大《ひろ》己《み》先生ですね。『こころのバランスシート「3つの質問」』（東京図書出版）という本を書かれました。「内観」（自分自身を客観的に見つめ、心の成長を促す方法）の先生です。

東田　あとは看護師さんですね。チームを組んで診療をやっている。診療科は、精神科、脳神経内科、心療内科となっています。ご主人が精神科医で、西村先生が神経内科医、心療内科はどちらが担当されているのですか？

西村　心療内科は私も夫も専門ではないのですが、世田谷区医師会に入るとき、理事の先生に面談した際に、「心療内科が非常に不足しているのでやってもらえるとありがたい」と言われて始めました。でも、心療内科の患者さんは少数です。

東田　患者さんはご高齢の方が多いですか。

西村　ほとんどが80代から90代です。

東田　「くるみクリニック」という名前ですが、これは脳と関係があるのですか。

西村　そうです。くるみは、脳の形に似ているし、脳にいい食べ物だし。

東田　先生がこの名前に決められたのですか。

西村　そうです。

東田　患者さんの数は今までに……。

西村　1万3000人くらいです。一度だけいらした方もたくさんいますが、カルテの番号でいうとそのくらいです。

東田　一般的には、認知症は大きな病院で診てもらうものという感覚がありますが、実はそれではうまくいきませんよね。そういう現実がいっぱいあります。

西村　そうです。大きい病院では担当医が人事異動でどんどん変わってしまって、長いスパンで経過を診ることができませんからね。

東田　治療もさることながら、どう生活を送っていけばいいのか、介護者や家族は認知症の人にどう接したらいいのか。大病院では生活の中まで踏み込めませんよね。

西村　その人の生活は、やはり長く付き合わないとわかりません。だけど大病院では医者が交代交代ですし、時間がすごく限られます。何十人、何百人の患者が相手で、1分診療とかですから。それでは認知症のことは、わからないですよ。

東田　それに、慣れ親しんだ地元に貢献したいという気持ちもあったと。家族にスポットを当てるという診療スタイルは、最初からですか。

西村　最初がそもそも、先ほどお話しした区役所の家族の相談会だったのでね。そのときも思いましたが、医者は、家族の困り事は解決していないのですよ。「病気の人をなんとかしよう」というのが、医療のスタンスですよね。病人が来たから病人を診ようということです。でも家族が悩んでいたり困っていたりしても、家族自身に何か働きかけるというところまでは手が回りません。やったほうがいいのはわかっているんでしょうけど。だから、それをやる場所をつくろうと思ったのです。

認知症のケアをする人を、ケアする場所

西村医師は『認知症の親を介護している人の心を守る本』（大和出版）という本を出しています。副題に「疲れたとき、心が折れそうなときのケース別対処法」とあるように、家族介護者が疲弊したり孤立したりしないための、具体的なアドバイスが満載です。この

本の「あとがき」に、西村医師はこう綴《つづ》っています。

「私は、老々介護の末、認知症の妻を絞め殺し、その夫が自殺してしまった事例を経験しました。夫は本当にやさしい人でした。いま思い出しても、〝まじめで一生懸命、すべてに全力を尽くす〟タイプの人でした。

これをきっかけに私は〝お節介でもいい。本格的に介護者をケアしよう〟と決めました。どんな人が、介護うつになりやすいのか？　虐待をしてしまうのか？　どうすれば介護うつや虐待をなくせるのか？　いつも考えながら診療しています」

また、この本の「はじめに」では典型的な介護うつに陥ったお嫁さんの事例が出てきます。私は、西村医師にこの事例を質問してみました。

東田　ご著書の冒頭に、開業まもなく、80代のお姑さんを連れて来られたお嫁さんが、「お金を盗んだ」と言われて責められていたというエピソードがありました。夫である長男、義姉である長女も、それを鵜呑《うの》みにして彼女を責めていたと。診察して、お姑さんはアルツハイマーの中期という診断が成り立ったけれど、お嫁さんのうつ状態も何とかしなければならないと西村先生は書かれています。

ここは、それを一緒に治すことができる環境だということですね。

西村　そうです。その通りです。

東田　まさに「認知症のケアをする人のケア」ですね。このお嫁さんが先生の前で泣き崩れ、「姑を絞め殺して、自分も死のうと思っていました」と告白なさる話は衝撃的でした。抑うつ状態だったお嫁さんのカルテも一緒につくり、カウンセリングと薬物療法をしながら、ケアマネジャー*さんと一緒に介護の援助を始めたと書いてありました。こういう出来事が、開業してわりとすぐに起こったのですね。

西村　開業したら、案の定すぐにいらした。そんなことがいっぱいあるわけですよ。そういう家族たちがいることはわかっていました。

東田　家族のケアもできるというのが、先生のクリニックの強味ですね。

西村　なかなか難しいと思うんですよ、普通の病院では。精神科で診ていたとしても、その患者さんのカルテで診察していて、いきなりその場で「じゃあお嫁さんの診察に入りましょう」って、難しい。病院ではまず1階に戻って受付をして、そこからになってしまう。それでは時間もかかってしまうし、間に合わない。うちでなら、「保険証を持っていますか、じゃあすぐにカルテをつくってすぐに診察しましょう」となります。必要なら薬も出しますし、すぐにカウンセラーの予約も取ります。

「くるみクリニック」のFacebookには、院長として西村医師が取材を受けた動画がアップされています。BSジャパン『教えて!ドクター　家族の健康』（2016年10月1日放送）という番組で、フリーアナウンサーの木佐彩子《きさあやこ》さんから質問される内容です。西村院長の立ち位置をコンパクトにまとめた内容になっているので一部紹介しましょう。

木佐アナ　認知症の人を介護する家族には、どんな悩みがあるのでしょう。

西村院長　肉体的にも精神的にもストレスがかかり、体調を崩してしまう人が少なくありません。

木佐アナ　具体的には、どういうことですか。

西村院長　介護の悩みを家族だけで抱え込むと「介護うつ」になりがちです。気分の落ち込み、食欲低下、不眠、疲れやすい、死にたいと考える、などの症状が出ます。不安やイライラから、暴言や暴力など虐待に繋がることもあります。

木佐アナ　家族が身を守るには、どうすればいいのでしょうか。

西村院長　（パネルを示す）

①認知症の人の治療に積極的に関わる
・薬や適切なケアで症状が落ち着く
・意思の疎通ができ心も癒される
②家族だけで抱え込まない
・主治医、ケアマネジャー*、地域包括支援センターなどに相談
③介護者自身の健康に気を配る
・うつ症状などがあれば受診する
家族が元気であれば、うまくできます。それがひいては、認知症の患者さん自身の症状緩和にも繋がるのです。

このように、西村医師の論旨は明快です。この動画を見て来院したご家族の多くは、きっと認知症の介護に光明を見出すことでしょう。

目指すのは「完治」ではなく、「幸せ」

前述の西村医師の著書は、最近発行されたものです（初版2019年8月、2刷202

2年6月）。そこには何度も「認知症は治らない病気だ」と書かれています。引用してみましょう。

治せない病だと理解することで、冷静さと余裕が生まれる

世界では広く認知症の研究が行われていますが、まだ発症メカニズムは解明されておらず、根本的な治療法は見つかっていません。

薬やケアで進行は止められない

現在、認知症の薬のなかには、進行を一時的に遅らせる効果をもつものはあります。けれども、完治させることはできません。残念なことですが、いまの医療技術では、それが限界です。

（本文24ページより）

認知症という治らない病気とつき合いながら、どうしたら幸せに暮らせるのか。少しでも多くの人に、伝わることを願っています。

（あとがきより）

東田　ご著書で、認知症は治らない病気ですとはっきりおっしゃっていますね。進行を遅らせることはできても、完治は難しいと。残念ながら今の医療技術ではそれが限界ですと。開業された20年前というと、2000年に介護保険が始まり、その前年1999年に*アリセプトが日本でも承認されています。当時私は別のジャンルのライターだったのでよくわからないのですが、薬ができて、認知症は何とかなると思われていた頃ではなかったのですか。

西村　ある程度進行を遅くするとか、少し底上げをするとか、病気によっては活性化したりシャキッとしたりする人もいます。でも、あの薬が出る前のことを知っている医者としては、手放しで喜べませんでした。その前は、脳代謝賦《ふ》活《かつ》剤とか脳循環代謝改善薬――*アバンとかカランなどがありました。あれらの薬は、何の効果もないのにものすごく効くような印象で、みんなこぞって処方していたんですね。「ボケた」って言われれば出すし、「脳梗塞の後遺症」だって言われれば出す。ものすごく売れたわけです。

　だから、アリセプトもその延長線上だと思った医者はいましたね。その後、「どうせ薬を飲んでも治らないし、ボケたらしょうがないからそんなのはもう診療しません」というような医者もいました、今でもそういう医者は、いますけど。

東田　先生は、アリセプトはかなり使われたのですか。

西村　初期の頃はいろいろ使いましたよ。

東田　アリセプトには増量規定*がありますよね、3㎎から始めて5㎎に増やす……。

西村　ああ、使い方ですね。規定通りの使い方で使ったり、患者さんに合わせて調節したりしている医者が今はいますね。当時は、いきなり増量したら気持ち悪くなる人がたくさん出ました。うまく使えば効く人もいるんだろうけど、ダメならダメ、100か0かみたいな評価になってしまう薬ですね。

東田　興奮しちゃうんですか。

西村　はい。それと消化器症状です。使い方の問題なんですけど、副作用がね。吐き気とか下痢とか。食欲がなくなって、体重減少を引き起こす。あと、飲ませ方を間違う人もいましたね。朝昼晩と3回出したりとかね。出たばかりの薬だったので、知られてないとか知識がないとかで、当時はいろんなトラブルが起きましたね。

東田　認知症の薬としては、ほかには何を使いますか。

西村　漢方薬とか、抗精神病薬などですね。抗てんかん薬や抗うつ薬を使うこともありますし、睡眠導入剤を使うこともあります。症状に応じていろんなものを使い分けます。あと、パーキンソン病の治療薬を使うこともあります。

抗認知症薬は飲めないけど、サプリメントは飲めるという話をよく聞くんです。皆さん、いろいろなものを探して飲んでいますね。そういう場合、私はすかさずフェルガードをお薦めしています。自費ですから定期的にサンプルをあげたりして、委託販売しているんです。開業する頃に、夫の昔の上司がフェルガードは良いよって薦めてくれたんです。それで買うようになりました。

東田　フェルガードは、どういう人に効果的ですか。

西村　抗認知症薬は飲めないいんだけど、何か抗認知症的なものを飲みたいというときに、皆さん適当なものを買って飲んでいるんです。「そんなのにお金を払うくらいなら、こういうエビデンスがあるものを飲みなさい」とお薦めしています。

東田　フェルガード以外でお薦めしているサプリメントはありますか。

西村　今のところないです。フェルガードだけですね。ほかのものはエビデンスがなかったものが多いので。フェルガードの原材料であるフェルラ酸は、米ぬかから抽出されたものなので作用が穏やかですし、続けられますから。まあ、それも人によりますけどね。飲みたい人にはお知らせします。効かない気がするのであれば止めてもいいし。じゃあサプリを休んでみたらって言います。そこにもこだわらないです。

東田　ご著書に「認知症は完治しない」とありますが、完治を目指さないのであれば、何を目指して治療するのでしょうか。

西村　幸せを目指します。人生の生きている意味を見出すことを目指します。私はご家族に、何のために生きているのですか？　と訊くのです。何のために治療に来たのですか、とも。本人には病識がない人が多いので、なぜクリニックに連れて来られたかがわかりません。「なんでもないのに連れて来られた。みんな私がもの忘れをするって言うけど、自分はちゃんと生活しているのに！」と怒ったりします。それで私は、家族に「どうしたいですか？」って訊くのです。すると、「本人がいろいろわからなくなっちゃって、トラブルが起きる。だけど病気の認識がないから機嫌が悪いし、みんなの手助けを断るから生活が破綻している」というような答えが返ってくる。「じゃあ、どうしたいですか？」って重ねて訊くと、「普通にニコニコして暮らしてもらいたいです」というような答えが返ってくるんです。みんなで楽しい思い出をつくりたいとか、話しているうちにそういうのが出てくるんですよ。じゃあそれを目標にしましょう、となる。

そして、認知症の進行は遅いほうがいいに決まっているから、進行を遅くするような努力をいろいろしましょうとお話しする。お薬もあるけど、リハビリテーションとか生活環境を整えるとかいろいろありますよね。

それに、感情をうまくコントロールできないために症状が出ていることも多いですね。反社会的な行動をやってしまうとか。そういう、いろいろな周辺症状*（ＢＰＳＤ）とかの治療もするんですね。介護者を指導して介護の仕方、声かけの仕方などを変えるだけで良くなったりすることもあります。それが難しい場合には、他人にやってもらうんですよ。ヘルパーさんとか、プロの人に。プロの人が上手に機嫌良くなってもらうように接すると、本人も楽しそうに暮らせたりしますから。

東田　いろいろな方法があるんですね。

西村　たくさんあります。たくさんあるから、どれをやろうかって感じです。この人には何をやったらいいのか。それを一緒に考えていくことが診療なんです。家族と一緒に考えないと、人によって違うから……これをやればいいという決まりは一つもなくて、ケースバイケース。一人ひとり違います。

東田　「くるみクリニック」の動画を拝見しました。家族の元気が出れば、うまく回っていくと。これが基本的な考え方ですね。

西村　人間関係の基本ですから。介護をしているほうの機嫌が悪ければ、介護されるほうも機嫌が悪くなりますよね。機嫌のいい人に介護してもらいたいですから。機嫌が悪い人や具合の悪い人に介護してもらっても、まったくいいことがありませんので。

東田　介護者の気持ちを重要視してらっしゃるのですね。私がご著書でとても感心したのは、世の中は効率的に働いて、生産性を上げることが仕事の目的になっているけれど、「認知症ケアは、効率や生産性とは無縁の世界です」と書かれた部分です。これが皆さん、なかなかわかっていないのではないか、と思うのです。介護施設でも効率を求めるところは多いですよね。流れ作業みたいに。

西村　お風呂に入れようとして暴れるとか、それを何とかしたいという相談がきます。暴れてアザができましたとか、スタッフが噛みつかれて怪我をしましたとか。そういう相談がきたときに、まずお風呂に入れるのをやめましょうと提案します。お風呂に入らないでニコニコしていたほうがいいんじゃないか、と話します。そのほうが本人にとっても周りの人にとってもいいんです。お風呂に入らなくても別に死なないし。今日はこの人に何時にお風呂に入ってもらうという決まり事が問題なのだと思います。施設の集団生活ではしょうがないのかなとも思いますが、そういうところがこの認知症という病気とのミスマッチというか。

認知症の人を介護するためには、スケジュールをきっちり組んで効率重視でやっていくやり方は合っていないのだと伝えます。最後には、「そんなことでは認知症の患者さんのケアはできないんじゃないですか」って言っちゃいますけどね。もうちょっとルーズで、今日はお風呂に入らないならお菓子でも食べていって、のようにできるところはいいですね。認知症のケアとは、そういうことなんですよ。

家族介護者が認知症に詳しくなってほしい

東田 西村先生は、どこかの施設の嘱託《しょくたく》医などはやっていますか。

西村 やっていないです。やっていないけど、施設からここに来る人はいっぱいいます。ミスマッチで困っちゃっている人がほとんどです。

東田 それは、介護職が勘違いをしているということですか。

西村 いえ、介護職員さんは雇われていますから、上司に言われたことをやっているだけなんです。というより、そこの施設のシステムの問題です。わかっているか、わかっていないかではないですね。

東田 経営者は効率を重視するでしょうからね。

西村 そうです。規則正しくやりたいでしょうね。「全部の利用者さんが1週間で全員入浴を済ませていました」というふうにしたい。

東田 ここに来る患者さんの多くは在宅生活をしているのでしょうか。

西村 そういう患者さんが多いです、はい。

東田 在宅をどう維持するかというのも、治療の大切な部分ですよね。

西村 そうですね。今まで通り家族と楽しく暮らしたいから、ここに来るんです。

東田　「今まで通り」っていうのが大事ですよね。

西村　病気になっちゃったけど、お母さんらしいところもあるし楽しいところもあるから、大変な面もあるけどまだ一緒にいたいですって、娘さんやお嫁さんはおっしゃいますね。じゃあ、工夫しながらもうちょっと頑張りましょうか、と。

東田　日頃の診察風景は、どんな感じなんですか。

西村　私がここにいて、患者さんがそこにいて、家族が患者さんの横か後ろにいます。家族がたくさんいらっしゃる場合は、入れないから外で座ってもらいます。

東田　問診票をホームページで拝見しましたが、ずいぶん詳しく、何枚もありますね。

西村　あらかじめいろいろな症状を聞き取っておくと、時間の節約になるからです。家で書いて持って来てもらいます。予約が入ると問診票を取りに来てもらうか、メールやファックス、郵送などで送ります。初診のときまでに、私の前に精神保健福祉士が全部見てまとめてくれます。すべて打ち込んでもらい、足りていないところや書き漏らしもあるので、それを聞き取りしてもらいます。これがインテーク面接（カウンセリングを行う際の初回面接のこと）という、最初の面談です。

東田　問診票がそのままカルテになるのですか。

西村　そうです。電子カルテだから、そのまま貼りつけられます。

東田　初診の場合、ご家族がついて来られたとして、問題となる行動がいっぱいあると、ご家族はそれを訴えますよね。

西村　問診票の空欄に書いてもらいますが、さらに書ききれないものを便箋にびっしり書いてくる人もいますし、大量のメールを送りつけてくる人もいますよ。大体は見ています。

東田　診察のときに、患者さん本人を前にして、聞こえるような状態でBPSDの話をするということは。

西村　ないです、うちは。家族への面接は、ご本人がMRIに入っている何十分かの間にやります、内緒で。本人の検査が終わったら、今度はMMSE*のような知能検査をします。別の部屋で。

東田　MRIを導入されているんですね。

西村　それがないと診断がつかないです。

東田　ほかにはどんな検査がありますか。

西村　MMSEができない場合は、ABCスケール*とか、一般的な体の検査をすることもあります。心電図やレントゲン、採血とか、尿検査とか。

東田　やはり時間がかかりますね。で、基本的にはご本人の前では病気の話はしないと。

西村　言っちゃう場合もありますよ。長く患っている人とかは、ご家族がご本人の前で言っています。

東田　本人の訴えがはっきりとあって、それが家族の訴えと違っている場合、どちらを優先するのですか。

西村　両方聞きます。全部聞きます。両方聞かないとしょうがないですね。それで目指すところを探し当てていきます。本人と家族の話は一致していませんから擦り合わせをします。本人は「全然問題はないし、ボケていないし、今まで通り生活できている、余計なことはしてくれるな」と言ったりしますが、家族は、「掃除も洗濯も何もできていなくて、おしっこを漏らして汚い下着があちこちに置いてある」と言う。「早く施設に入ってくれ」と。それをどう擦り合わせるかということをします。

東田　診察風景が目に浮かぶようです。2回目以降の治療は、どういう感じになりますか。

西村　大体1回目で診断はつきますね。あたりはつきます。つかない場合には他所で精密検査をしてもらうこともありますが、遅くとも2回目にはつきます。2回目に本人が来られる場合は一緒に来てもらいますけど、来られないときは家族の代理でも大丈夫です。家族だけでもちゃんと精神療法は取れますから。家族への指導で、薬も出せます。生活全般、睡眠、入浴などの指導もすべて家族にできます。これはやめたほうがいいとか、全部です。

東田　患者さんのご家族と細かくやるんですね。往診には行かれますか。

西村　往診は開業当初は行っていましたが、とても忙しくて行けなくなりました。

東田　20年もやっていると、患者さんもどんどん高齢になられて、亡くなっていく方もいらっしゃいますよね。最期はどんなふうになるのか、ご家族も心配だと思うのですが。そういうときはご家族にどうアドバイスされますか。

西村　進行していったらどうなるか、初診のときにそういう話はします。でもざっとしか説明できません。具体的にどうなりますかと訊かれたら、こうなる可能性もあるし、ああなる可能性もあると話しますが、どうなるかはわかりませんと言いますね。だってわからないんですよ、実際。あまり認知症は進行していないねと思ったら、あっという間にがんになって死んじゃったりすることもあるので、あまり考えてもしょうがない、というのが基本的なところです。でも、1年、2年先くらいのことなら、こうなるかな、とお話しすることはできなくもないです。

東田　ご家族は、これから先が不安でしょうね。

西村　とにかく闇雲《やみくも》に、徘徊《はいかい》したらどうしようとか、妄想や幻覚が出たらどうしようとか、まだ起こってもいないことを心配する人が多いです。そういう症状が出ない人もいるから、今から考えたってしょうがないんですけどね。

東田　お看取りはされないんですね。

西村 お看取りは、在宅の先生に紹介状を書いてお願いします。
東田 内科の先生ですか。
西村 そうですね。内科の訪問診療の先生です。訪問診療が入っても、家族だけはここに来ていただいているケースが結構あります。家族のカルテで、薬も出さないで、アドバイスだけをしている場合も多いです。精神療法で、保険診療です。家族が不安になってうまく介護ができない状況になっているのですから、れっきとした精神科の診療ですね。
東田 精神療法の診療時間は診療報酬制度で決まっているんでしたっけ。
西村 決まっています。何分以上でいくら、とか。
東田 一番短いのは何分からですか。
西村 短いのは決まってないですね。30分以上だと点数が上がりますけど、ほとんどの場合は30分以上話すことはありません。よほどの揉め事が起こっていない限り。
東田 ここを受診されなくなったご本人は、在宅で訪問医の先生には相談しますか。
西村 相談することもあると思いますよ。ただ、訪問医が呼吸器の先生だったりすると、認知症という病気自体のことを知らないので……たとえば神経難病の人はいっぱいいるんですけど、パーキンソン病とか進行性核上性麻痺とか大脳皮質基底核変性症とか、そういう病気の人たちも最期は寝たきりになるので訪問診療になりますね。アルツハイマーはあまり寝たきりにはならないですけど。そういう神経難病で、不随意運動が出ているとか、特定の姿勢にすると意識がなくなっちゃうとか、そういう場合には原因はこれだろうとか、命に関わるから、てんかんの薬を飲んだほうがいいとか、そういうことを私がアドバイスします。専門知識を教えることが重要です。

東田　家族に専門知識を持ってもらうということですね。

西村　専門知識がないと、なぜそうなっているのかわからなくて不安になるものです。正しい対処ができないですね。

東田　本人が寝たきりになっても、精神療法や指導は続いていくのですね。薬の使い方についてはコツがありますか。

西村　特にはないです。使ってみないとわからないので。家族と相談しながら、あまりこだわらないで様子を見ていくのがコツといえばコツです。これがいいとか、この症状にはこれ、とかいうのがないんですよ。患者さんによって千差万別で、薬の種類も量も、いい人がいたり悪い人がいたりといろいろなので、何でもやってみることです。家族が嘘をつくということは絶対ないので、家族の話を全面的に信じます。

東田　薬が合っているかどうかは、本人や家族から聞くのですね。

西村　そうです。家族や本人が言っていることを信じる。これは私が以前勤めていた松戸神経内科の院長で『神経内科の外来診療』（医学書院／2008年初版、2013年第三版）という本を出された北野《きたの》邦孝《くにたか》先生の教えです。

東田　初版の帯に「〝患者さんの訴えは常に正しい〟をモットーに、人を逸らさない患者との対応、そのダイナミックな問診過程、診断のコツを解き明かす〝医者と患者のクロストーク〟」とありますね。この恩師の本を常に座右に置いていらっしゃるのですか。西村先生の診療風景がますます見えてきました。

西村　薬を使うときもそう。患者や家族が言っていることは、全部本当です。「そんなわけはない」と医者に言われたというような話をよく聞きますが、私は「あなたが言っていることが正しいですよ」と言います。だいぶ古い本ですけど、この本の序文を書かれた平《ひら》山恵造《やまけいぞう》先生は脳神経内科学の重鎮で、日本で一番古くから神経内科をやっている先生です。千葉大の名誉教授ですね。この先生の弟子、北野先生の診療所で私は働いていました。

東田　私もお医者さんの取材は割とやってきたのですが、神経内科の先生っていうのはあまり知らないんですよ。

西村　人数が少ないのでね。

東田　認知症の場合、診療科目でいうと精神科に行くのがいいのか、脳の病気だから脳神経外科なのか。神経内科や老年科もありますよね、もの忘れ外来とかもあるし。何科に行くべきか迷いますよね。

西村　神経内科の医師でも精神科の医師でも、認知症をあまり診ていない、まったく診ていない先生はいます。認知症をやっている医師同士の繋がりがあるんですけど、そういう人脈的なものもあるので、まずは医師会に問い合わせるような探し方もあると思います。それ以外だと、日本認知症学会、あるいは日本老年精神医学会に入っているとか、そういう医師は認知症を診ているはずですが、認知症を診るのが嫌いという先生もたくさんいます。嫌がられるんですよ。面倒臭いからです。

東田　本当にご家族の心のケアまでしてくださるんですね。はっきり「認知症専門クリニック」としているのもいいと思います。

西村　大病院は混んでいますからね。あと全国各地に「*認知症疾患医療センター」ができたじゃないですか。あちこちにありますけど、そういうところは今予約がいっぱいで、予約できても2ヵ月先とかになってしまうのです。急いで診てもらいたい人は困っちゃうわけです。最近、杉並区の認知症疾患医療センターである浴風会《よくふうかい》病院さんが、うちだと2ヵ月待ちになっちゃうから、ここで診てくれませんかって「くるみクリニック」を紹介してくれるようになりました。

東田　認知症の人は今、自動的に認知症疾患医療センターへ、レールに乗せられるようにして行かされますよね。

西村　だから混んでいますよね。でもうまくいけばそこで大体の診断はつくし、こういう病気だからこう治療しましょう、と一回はなるけど。そこに通い続けるわけではないから、そのあとにどうやってその患者さんをフォローするかが大事です。かかりつけ医がいて、認知症疾患医療センターに行って、またかかりつけに戻ってくるけど、そのまま何年も放置……みたいなのもよくあるケースですね。認知症疾患医療センターでアルツハイマーだと診断されてアリセプトを出されて、そのまま7、8年経っちゃった、とかね。それではダメです。進行していく病気ですから、途中途中で評価して、今はもうこの薬では合っていませんとか、ちゃんとやっていかなくちゃいけないんです。それをやっていないことが多いですね。

ケアマネジャーの知識を生かして生活を支える

東田　病気の進行も継続的に診て、同時に生活のチェックも継続していく必要がありますね。先生のお話を伺うと、精神療法をやっていくのが特に大事だとわかります。

西村　家族のトラブルもいろいろありますよね。きょうだいで方針が違うとか、施設に入れたいとか、入れたくないとか。あとは虐待のケースとかも結構あります。多いですよ。家族がイライラしちゃって、本人に暴言を吐いちゃうんですよ。外まで聞こえるような大きな声で暴言を吐いている時点で虐待だし、暴力もありますよ。あとは経済的虐待といって、親のお金を持っていっちゃうなんていうのもあります。

東田 そういう場合は、どうするんですか。

西村 高齢者虐待防止法*というのがありますからね。それに則って、自治体にある「虐待ケア会議」を開いてもらいます。措置が必要となったら、なんとか介護保険のサービスで、虐待している家族と本人とに距離を取らせるようにするとか。施設に預けるとか、いろいろなケースワークをします。

東田 措置入所というと、特養*ですか。

西村 そうですね。施設の空いているところを押さえて、そこに入れてもらったり。

東田 先生は日頃、介護保険の主治医意見書*を書いて、介護と連携するようなことをしていらっしゃいますか。

西村 しょっちゅう書いています。1日に3、4枚は書くかな。月に50~60枚は少なくとも書きますね。

東田 要介護認定を受けて、デイサービスとかショートステイを使ってもらう。そういうことで家族が楽になる道があるということですね。初診で来られたときには困り果てていても、介護保険サービスを使って良くなる場合もあるでしょうね。

西村　あとは、ケアマネジャーとか地域包括支援センターとの連携も大事です。この患者はこういう状態ですよ、ということを知らせないと。正しい情報を伝えなくてはなりません。訪問して、質問して、「大丈夫、やれています」「じゃ、いいですね」って言うだけで帰っちゃう、それでは困るから情報提供は欠かさずやっています。

本人は言わなくても、家族から話を聞いて、最近できなくなったことや、やらなくなったこと、たとえば「お漏らししました」とか、「家でお風呂に入れなくなりました」とか。じゃあ、デイサービスで入浴してもらいましょうって。あとは、「お薬の管理ができなくて、2倍飲んじゃった」とかね。そういう細かいところを全部お願いして、介護でやってもらうんです。

東田　この20年で介護は、充実してきたのですよね。

西村　そうですね。私も開業する前に、ケアマネジャーの資格を取ったんです。そうしないと介護保険のことが全然わかりませんから。介護保険のサービスを使わなければ認知症の人は家で暮らせません。だから、介護支援専門員の資格を取るところまでやりました。だけど、ケアマネジャーとしては働いてないです。

東田　資格の更新はしていないのですか。

西村　途中で切れちゃいました。介護支援専門員ではなくなっちゃいましたけど、知識は身につけましたから、ケアマネジャーさんにこうしてくださいって話すことはできるんです。

東田　なるほど。介護職の人と話していると、「お医者さんが介護を勉強してくれないから困っている」という話をよく聞きますよ。

西村　介護保険には医療系サービスとそうじゃないサービスとがあるじゃないですか。医療系サービスは医者が指示書を書かないと始まりません。そういうところをわかっていないと指示書も書けないし、それは知識としては知っておかなくてはならない。でも実際には、わかっていない医師が多いので、難しいんですよ。訪問看護や訪問リハビリテーションの指示書一つ書くのにもね。

東田　先生の地元で、良い介護系サービスの事業所はありますか。

西村　たくさんありますよ。20年もここでクリニックの仕事をしていれば、地域のほとんどの事業所は知っています。ケアマネジャーさんとも細かくやり取りしていますから、この地域のことは大体わかっています。

東田　細かくお話を聞かせていただいて、ありがとうございました。

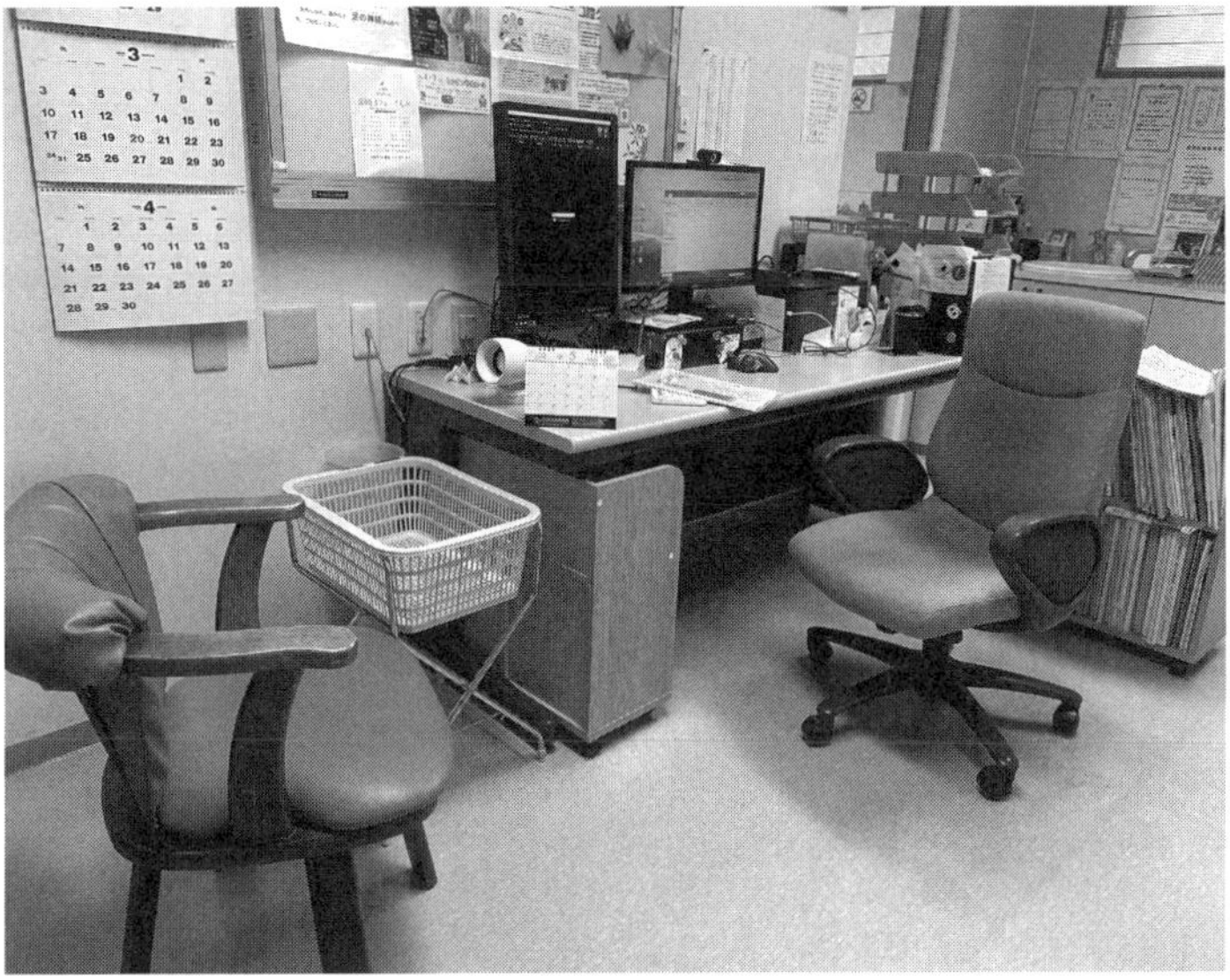

■インタビューを終えて

西村先生の診察室の机上には、特殊なスピーカーが置いてありました。難聴の人が聞き取りやすい音が出る対話支援機器です。試しに使っていただくと、マイクを通して語りかける西村先生の声が、くっきり聞こえる優れモノでした。ユニバーサル・サウンドデザイン株式会社が開発したCOMUOON（コミューン）というこのスピーカーは、社会を変えるアイデアを競う大会で2017年の最優秀賞を受賞し、『NHKニュースウォッチ9』でも取り上げられました。番組では、このスピーカーを使っている診療所として「くるみクリニック」の西村先生が登場しました。

「認知症の診察は、患者さんとコミュニケーションを取らないと始まらない。これを使うと本人も医者の言っていることがよくわかり、医者も本人が何を考えているかがわかる。安心感や信頼感が生まれ、治療のモチベーションが上がるメリットは大きい」と、番組内で西村先生はコメントしていました。このあと本書に登場する平山医師（第7章）はご自分が補聴器をつけて患者さんの声を聞きとっていましたが、それとは逆の試みながら、どちらも直接、認知症高齢者と会話するための大切な姿勢だと感じました。

そのほか「くるみクリニック」で特徴的なことは、世田谷区から認可された「認知症カフェ」を開いていることです。毎月第４木曜日15時半から17時半、クリニック内のスペースを開放して催されます。参加費２００円で、途中参加、途中退室自由。開催中止になる場合があるので、電話で確認の上予約したほうがいいようです。

西村先生のご趣味は、フラダンスの教室に通うことと山登りと伺いました。山にはご主人と一緒に行かれるそうです。「健康的ですね」と感想を述べると、「患者さんを守るために、健康でいなければいけない。健康を維持するためです」と明るい声が返ってきました。

［第2章］

患者さんよりも、まずは介護者さんの心身を守ること

長谷川嘉哉

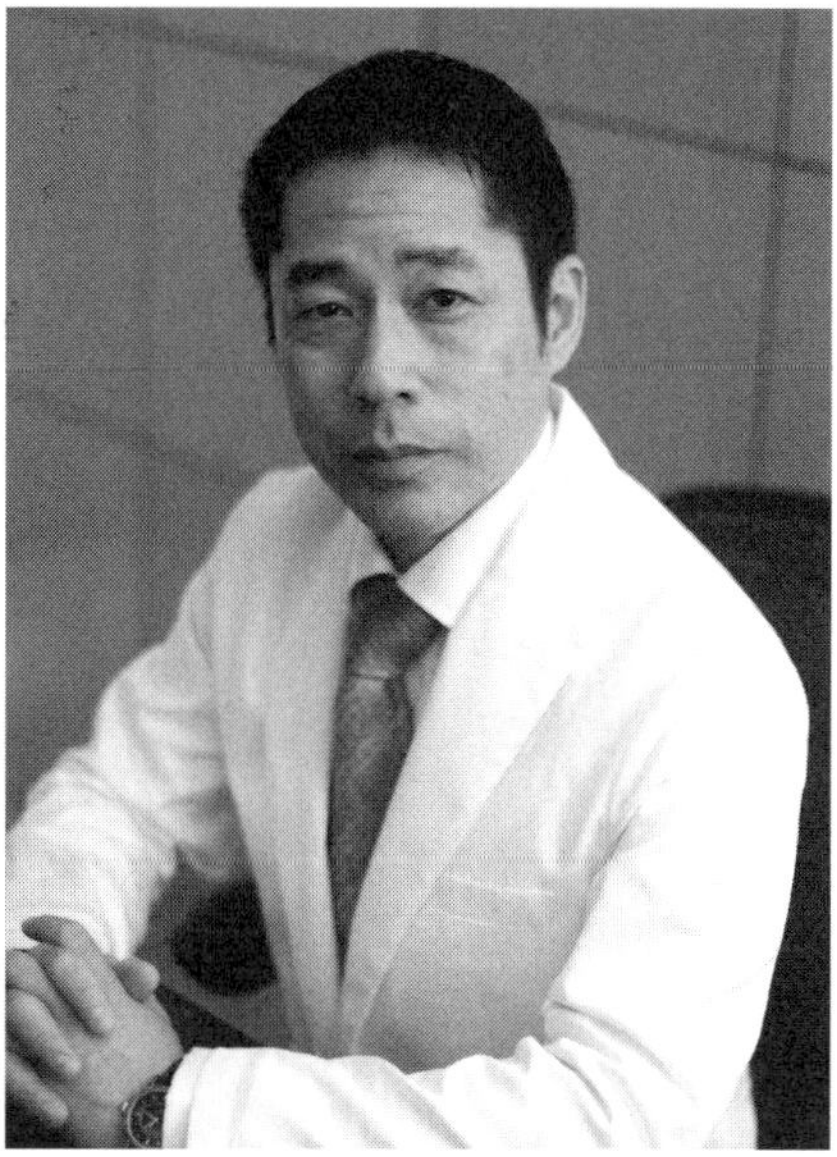

はせがわ・よしや

1966年愛知県名古屋市生まれ。名古屋市立大学医学部卒業後、同大学第2内科（現脳神経内科）に入局。岐阜県立多治見病院、名古屋市厚生院を経て、2000年4月、岐阜県土岐市内に「土岐内科クリニック」を開業。現在、医療法人ブレイングループ理事長。医学博士。ファイナンシャル・プランニング技能士、医療介護専門コンサルタント。著書に、ベストセラーとなった『ボケ日和』（かんき出版）などがある。ユーチューブ長谷川嘉哉チャンネル『ボケ日和・転ばぬ先の杖』は登録者数7万人を数える。

ボケたじいちゃんが、僕に白衣を着せた

長谷川嘉哉氏は、名古屋市で生まれ育ちました。父親は銀行員、祖父も銀行員という堅い家庭でした。祖父は算盤《そろばん》の有段者で日本一になったこともあり、東海銀行でも算盤で出世した人でした。今でも80代の元東海銀行の人に会うと、入行当時に長谷川先輩の算盤の講義を聞いたという話をされるそうです。

その祖父が、定年後に妻（嘉哉氏の祖母）を亡くしたあたりから、だんだんおかしくなっていきました。両親と姉と嘉哉氏が住む家に引き取ったのですが、今思えば脳血管性の認知症だったのだろうと嘉哉氏は語ります。ごはんを食べたことを忘れ、トイレの失敗が増え、歩行もヨボヨボしてきました。

「一緒に暮らしたのは僕が小学4年生くらいから中学3年生までです。それまでは核家族で、家族4人で暮らしていましたが、じいちゃんのおかげでいろいろ日常が変わっていきました。当時は介護保険もない時代ですから、ボケてしまったじいちゃんが毎日家にいると大変です。両親も40代で忙しい。よく夫婦喧嘩をしていましたが、大体が、じいちゃんが原因でした。家族旅行に行きたくても〝今はムリでしょ〟と言われます。僕

――は次第にじいちゃんが疎《うと》ましくなり、我が家からは笑顔が消えていきました」

祖父が亡くなったのは、嘉哉氏が中学3年生のときでした。その少し前、祖父が「誰もかまってくれない……」と呟いていたのを聞いています。祖父を亡くしたあと、心の中に悔恨が残りました。

――「もっとじいちゃんにしてあげられることがあったのではないか、かまってあげることができたのではないか……」

その思いが、長谷川少年に医師の道を選ばせました。中学3年生のときの悔恨から医師になったいきさつを、嘉哉氏は「ボケたじいちゃんが、僕に白衣を着せた」と表現します。名古屋市立の高校を卒業後、現役で名古屋市立大学医学部に合格。認知症を診ようと決めた嘉哉氏は、神経内科へと進みました。

後年、長谷川医師は母親へこう声を掛けたことがありました（ちなみに、長谷川医師のご両親は現在もご健在です）。

「母さんはよく頑張ったね。介護保険もない時代に、働き盛りの父さんと育ち盛りの僕たち姉弟の世話をしながら、一人でじいちゃんの介護を引き受けるなんて、ホントに偉かったと思うよ」

素直に感謝の気持ちを伝えたつもりでしたが、母親は憮然として答えました。

「あんたは美談みたいに言うけれど、当時のことは思い出したくないくらい、つらいことなんよ」

これまで泣き言一つ言わなかった母親の胸の内を聞いて、ハッとしたといいます。医師を目指したのは、「祖父のような認知症の人に何かしてあげたい」との思いからですが、同時に「母のように介護で苦しむ人をなくしたい」という思いもあったことに気づかされました。

1990年3月に、名古屋市立大学医学部を卒業して、同大学第2内科（現脳神経内科）へ入局。2年間研修医として働いたあと、岐阜県立多治見《たじみ》病院神経内科で4年間働き、その後、名古屋市厚生院附属病院神経内科で4年間働きました。そこで博士号も取っています。

本来ならそこから大学へ戻って、今度は若い先生の教育をするというのが大学病院に勤める医師の出世コースです。そして助教、講師、准教授、教授を目指します。

しかし、長谷川医師はあえて開業を選びました。２０００年4月。わが国で介護保険制度が施行されたのと同時でした。

患者さんよりも介護者の心身を守るために

介護保険制度の施行と同時にクリニックを開いた長谷川医師は、自らケアマネジャー*の資格も取っています。それだけ、「社会的介護の幕開け」に期待を抱いたのです。しかし、時代の風潮に抗う気持ちもありました。介護保険は利用者のためのサービスで、あくまで「患者さんファースト」の流れです。長谷川医師は、元・介護家族としてそれに疑問を感じました。

「まずは、患者さんよりも、介護者さんの心身を守ること。ご家族に認知症の人が出たとき、これが一番大切なことだと私は思います」

あるとき、講演会を終えたら、アンケートにこんな回答がありました。

「長谷川先生は、全然患者さんのことを考えていませんね」

そういえば、自分は患者さんのことは考えていないな……元・介護家族だから家族のことばかり考えているな、と気づいた長谷川医師は、それから講演前に聴衆にこう断わるようになりました。

「僕の講演は、どちらかというと家族寄りかもしれません。だから、一つの考えだと思って聞いてください。ただ、皆さんどうですか、もし自分が認知症になったとき、残された家族に負担をかけてでも自分の我《が》を通したいですか。そういうことも考えながら聞いていていただくとありがたいです」

そう断るようになってから、アンケートで類似のクレームは出なくなりました。

このように長谷川医師は、徹底して介護者の味方です。

「たとえばお母さんが認知症になってしまって、人形をまるで自分の子どものように寝かしつけてから寝るのを見て、うちのお母さんこんなにボケちゃって……と深刻になる人もいれば、お母さん、こんなことをしているのよって写真に撮って、笑い合うような家族もいます。

僕は、同じことなら笑って過ごしたほうがいいと思うのです。だからできるだけ〝（認知症が進行すると）こうなりますよ〟と情報を具体的に与えます。事前に知っていれば、そうなったときに笑うこともできるからです。講演のときに〝皆さん、講演中に携帯電話が鳴ると思ってね、僕の講演に来る人は絶対に鳴るから〟と言うんです。普通は、〝講演中は携帯電話を切ってください〟と言われますから、誰かが持っている携帯電話が鳴ると、みんなその人をすごく冷たい目で見ますよね。でも〝絶対鳴るから〟と僕が事前に言っておくだけで、誰かの携帯が鳴ると、会場が大笑いになるのです。

それと同じことが、認知症の正しい情報を伝えるときにも言えます。

たとえば、一番頼りにしている人に〝お金を盗《と》られた〟と言うからね、それは介護の勲章だからね、と伝えておくと、先生〝お金を盗られた〟って言われたわ、と笑って報告してきます。でも、知らなかったら〝私はこんなに一生懸命介護をしているのに、なんでお金を盗られたなんて言われなければならないの？〟となって、そのあとずっと心を閉ざしたまま介護してしまうことになるんです。事前に知っていれば、大体のことは何とかなります。僕が『ボケ日和』（かんき出版）という本を書くのも、YouTubeやメルマガで発信するのも、正しいことを伝えることが大切だからです」

『ボケ日和』を読んで驚いたことがいくつかあったので質問しました。

東田　本書の中で、介護家族に「怒ってもいい」と書いてありますね。私は認知症の本をずいぶん読みましたが、どれも「怒ってはいけない」と書いてあります。認知症の人は、記憶は薄れても感情は残る、患者の不安が強くなると症状が進むから怒ってはいけないと。だから家族は、「怒ってしまった」後悔に苛《さいな》まれているものです。

ところが長谷川先生の『ボケ日和』には、「どうしてもガマンできないときは、気楽に怒ればいいいんです。認知症の患者さんを30年以上診てきた私に言わせれば、ご家族が怒ったことで、認知症が進行したケースにはお目にかかったことがありません」とあります。この一文で救われた人が多いだろうなと感じました。

長谷川　怒ってはいけないと書いている偉い先生は、〝絶対にあなたは介護をしたことがないだろう〟ということですよね。「少なくともあなたが怒ったからって、患者さんの認知症が進行することはないいんだから怒ればいいよ」と僕は言っています。

認知症には、四季がある

東田　『ボケ日和』では、認知症の進行具合を、春・夏・秋・冬の4段階に分けて、そのとき何が起こるのか、どうすればよいのかを、多くの患者さんのエピソードを交えて描かれています。「ちょっと変な春」（認知症予備軍）、「かなり不安な夏」（初期・軽度）、「困惑の秋」（中期・中等度）、「決断の冬」（末期・重度）という構成です。

この中の「秋」の段に、認知症の周辺症状*（ＢＰＳＤ）がひどくなって介護がいちばん大変な時期に「周辺症状は、放っておいても必ず1～2年で落ち着く」と書いてあったのにも驚きました。これがはっきり本に書いてあるのを、私は初めて読んだのです。豊富な経験に裏打ちされた言葉だな、と感服しました。この言葉で、在宅介護者はすごく楽になるんじゃないでしょうか。

長谷川　自分の親が被害妄想になったり、おかしなことを言い始めたりしたら、狂ってしまったのかと心配になりますよね。だから、〝この症状は放っておいても治るから〟と言います。でも興奮して徘徊《はいかい》したり易怒性《いど》（過剰に怒りやすいこと）が強くなったりしていたら放ってはおけません。そのときは、長くは続かないことと同時に、治す薬があることも伝えるのです。

東田　抗精神病薬でしょうか。

長谷川　抗精神病薬の少量投与だとか、*抑肝散《よくかんさん》などを組み合わせていけば、大体コントロールできます。ただ、その状態で1、2年経ったらその薬はいらなくなりますから、そこを見極めなければならないということです。要するに、本来は放っておいてもよくなるのに抑制をかけていたら、次に、〝最近元気がなくて食べる量が減りました〟となりますから、今度は薬の量を減らさなければなりません。

「秋」の段階の周辺症状のコントロールは、かなりの専門性が必要です。その点、精神科に行くと、薬が強くなりすぎる傾向があります。

東田　周辺症状があまり長く続かないということ、そして患者さんの易怒性を和らげてくれる薬があること、この2つを知っているだけで、家族の気持ちは軽くなりますね。

長谷川　認知症介護にとって、「知識は力なり」なのです。

お医者さんというのは頭がいい人が多いものだから、細かな戦術論に偏ってしまう傾向があります。最新の論文に目を通していて、認知症の鑑別診断も得意という優秀な先生がいっぱいいるわけですが、そういうことを家族は必要としていません。そうではなくて、全体の戦略論、家族をどう救うかという視点が必要なのです。東田さんに『ボケ日和』を褒めていただきましたが、戦術論に凝り固まった医者からは、初等度・中等度・重度の経過はアルツハイマーやレビーなどの病型で流れが違うから、一緒くたに語ってはいけないのだと文句を言われます。でも、家族にはこれでいいのです。

東田　認知症に関する知識をここまでバッサリわかりやすく書くというのは、本当に理解していないとできないですね。認知症がどういうふうに進行していくのかが、すごくよくわかります。本当に家族向けの本だと思いました。その後、『マンガ　ぼけ日和』も出版したのですね。

長谷川　漫画家で、「カラテカ」というお笑いコンビの矢部太郎《やべたろう》さんが、『ボケ日和』のマンガ版を描いてくださいました。『ボケ日和』が出て半年くらいあとに〝この本のマンガ版を描いていただけませんか〟と僕が矢部さんに手紙を書いたのです。

矢部さんはお母さんがずっと特養で働いておられた方なので、この絵を描く際も、ゲラを見せて相談したらしいのです。お母さんに反対されたらやめようと思ったと言っていました。そうしたらお母さんが〝これはいい本だね、やればいいんじゃない？〟と言ってくれたので、引き受けてくれたらしいです。

東田　矢部さんには、どんな注文をされたのですか。

長谷川　『ボケ日和』のどこをマンガにするかは、すべてお任せしました。何も要望を出していません。一点、僕が希望を出したのは、多くの認知症の本は、患者さんが亡くなるところまでは書かないけれど、僕は最期まで書いた。だから、できたら亡くなるところまで描いてほしいと伝えました。あとは矢部さんに感じるままを描いてもらったのです。

東田　いい本ができましたね。お義母さんが最期に亡くなるシーンは、在宅での看取りのお手本のようです。口から食べられなくなったら、どうすればいいか。認知症の専門医が、

〝この段階での入院は避けるべき〟と家族にアドバイスします。ただ見守るだけというのは、家族にとってつらいことですが、安らかに亡くなっていただくためには、点滴もしないほうがいいことを納得してもらう。文章で書くとキツくなりますが、矢部さんの柔らかなタッチのマンガだから読者に届くんだと思います。

長谷川　子どもが読めると喜ばれています。『ボケ日和』を子どもに読んでほしいんだけど、読んでくれない。それが『マンガ　ぼけ日和』はすぐ読んでくれたという話を聞きました。

土岐《とき》市に内科クリニックを開くまで

東田　土岐市は名古屋から中央本線快速で40～50分のところにある町です。人口は約5万5000人。世帯数は約2万5000世帯。クリニックの開業をこの土岐市に決めたのは、なぜですか。

長谷川　博士号を取ったあと、名古屋である大学の講師になる予定でしたが、「長谷川だけ恵まれすぎているんじゃないか」と横やりが入ってダメになったんです。腹立ちまぎれに本屋へ入ったら、たまたま研修医時代の同僚と会いました。彼から「うちのクリニックで訪問診療をやってるんだけど、週に1回でいいからアルバイトに来てよ」と誘われたのです。僕は言われるがままに、その友人が多治見市のマンションの一室を借りてやっていたクリニックに雇われることになりました。そこから開業に向けて大きく舵を切ることになりました。

東田　大学の講師になっていたら、末は准教授、教授の道が拓けるところですね。きっぱり諦めることはできましたか。

長谷川　訪問診療を始めたら、患者さんはそのほとんどが、内科的疾患がある認知症のお年寄りです。「僕がやりたかったのはこれだ」と思いました。別に研究者になりたくて医学部に入ったんじゃない。じいちゃんのような人の役に立ちたくて医者になったんだ、と初心にかえることができたのです。

東田　土岐市には、何か縁があったのですか。

長谷川　多治見のクリニックでアルバイトをしていたら、ある日土岐市から電話が入りました。そうしたら僕を誘ってくれたその彼が、「そこまでは行けません」と断っていたのです。何の話かと尋ねたら、「隣の土岐市から訪問診療に来てくれないかと頼まれたけど、土岐市は無理だよね」と言います。当時、土岐市は誰も訪問診療をやっていないのだと知った僕は、即座に土岐市での開業を決意したのです。それまでは土岐市に、足を踏み入れたことはありませんでした。

東田　このクリニックの建物は、長谷川先生が建てたのですか。

長谷川　多治見市の友人のいるクリニックのように、当初はマンションの一室で始めようかと思ったのですが、土岐市にはほとんどマンションがないのです。じゃあ安い建物を建てようかということになり、土地を借りてこのクリニックを建てました。今思えば、大学に勤めなくてよかったです。絶対喧嘩して終わっていますから。開業医の現状に僕は今、満足しています。

東田　開業されたのは2000年の4月、介護保険制度の施行と同時ですね。

長谷川　そうです。介護は最初からやるつもりでした。僕の母のように、誰か一人の人生を犠牲にさせて、あとで振り返ってもつらいと言わせる思いを、もうさせてはいけないと感じたからです。介護事業を始めるには法人格が要りますが、最初から医療法人はつくれません。そこでクリニックは個人事業主として始め、株式会社ザイタックという別法人をつくって居宅介護支援事業所（ケアマネ事務所）と訪問看護ステーションを始めました。

東田　その後、医療法人をつくられて、現在「ブレイングループ」を率いていらっしゃいます。グループの概要を教えていただけますか。

長谷川　中核に「土岐内科クリニック」があり、在宅部門としてケアマネと訪問看護と訪問リハビリがあります。あと通所系としてデイケアが1ヵ所、デイサービスが6ヵ所、それ以外に法人を分けて「ＮＰＯ法人グッドシニアライフ」というところでグループホームを４ユニット、土岐市に２ユニット、多治見市に２ユニット経営しています。これは東濃《とうのう》圏域（多治見市、土岐市、瑞浪《みずなみ》市、恵那《えな》市、中津川市）で初めてのグループホームでした。スタッフ総数は１８０人くらいだと思います。

東田　外来のクリニックがあって、訪問と通所で在宅を支える。その先に入所もあるということで、ストーリー性を感じます。そのほか、他法人の施設へ訪問診療もしていますね。土岐市を丸ごと支えていらっしゃるように見えますが。

長谷川　土岐市の人口は５万５０００人です。それくらいなら、僕ひとりで支えられます。65歳以上の高齢化率が約３割ですから１万８０００人、そのうちの何割が要介護者か計算すると出てきます。そういった数字は、銀行の融資依頼書に書くのでいつも頭に入っているのです。そうすると、介護事業がどれくらい足りないかがわかるし、ニーズがあることが理解してもらえます。自分のグループホームだけでは地域を守れませんから、サ高住*とか有料老人ホーム*だとか、他法人とも組んで、現在16ヵ所の施設の協力医となって訪問診療で入っています。クリニックで外来をしているだけだと、地域の高齢者を支えるにはちょっと弱い。多角経営にしたのは、日本は変えられないけど、せめて土岐市は変えたかったからです。

もう変わってきていますよ、土岐市は。デイケアで通所リハビリもできますし、訪問リハビリも僕が始めましたから。医師はクリニックだけやっていても儲かるのですが、それではもったいない。僕はほかの医師に「あなたの能力と、国のおかげで医者にさせてもらったことを考えたら、もう少し地域のために頑張れるんじゃないか？」と言いたいです。

ライフドクターとして地域に寄り添う

東田　燃え尽きそうだと思うことはないですか。

長谷川　41歳か42歳のとき、前厄の頃に、このままいくと死ぬなと思ったことがありました。一人の人間が見られるスタッフ数というものは、14人か15人が限度だと言われていますが、それくらいの頃がいちばんキツかったですね。僕はそこから頑張って大きくしました。1段階だと15人しか見られないけれど、2段階にすると15の2乗になるから、225人まで見られるのです。大きくして、楽になったと思います。

東田　患者さんはずいぶん遠くからも来られるのですか。

長谷川　認知症の人の場合、半径100㎞圏内から年間300人くらいの新しい患者さんがお見えになります。土岐市は岐阜県ですが愛知県からは普通にいらっしゃるし、静岡県からもいらっしゃいます。

東田　診察は予約制ですか。

長谷川　予約制でやっています。遠方からもお電話をいただくのですが、あまりに遠いと通院が大変なのでお薦めしていません。

東田　訪問診療にも力を入れておられますね。月曜から土曜までの週5日、13時から16時まで毎日3時間が訪問診療に当てられています。実は今日も、長谷川先生は取材の合間に訪問診療に行かれました。午前中クリニックの診察風景を見学させていただいて、お昼のお弁当をご一緒しながらお話を聞いて、13時から先生は訪問診療、私はデイケアやデイサービスの見学と二手に分かれ、お帰りになってからこうしてまたインタビューさせていただいているのです。今日は訪問件数が少なかったとおっしゃっていましたが、いつもは何件くらい回っているのですか。

長谷川　1日7、8件回る日が多いですね。在宅が50〜60件、施設系が15、16ヵ所ありますから、それをもう一人の先生とローテーションで回っている感じです。昔は一人で回っていたのですが、今はパソコンも打たないといけないし、件数が多くなると薬のダブルチェックも必要になるので、看護師さんに運転してもらって二人で回っています。

東田　クリニックのホームページにこうありました。

「外来を受診されている方が、通院が困難となった際にも、スムーズに在宅医療へと移行でき、患者様の生活・状態に合わせた総合的な診療が可能です」

そしてその先にグループホームへの入居や在宅での看取りがあるんですね。年間、何人くらいの看取りをされていますか。

長谷川 50から60人ですね。訪問専門のクリニックに比べると多いほうではありません。一連の流れの中で、看取りもあるという感じです。

東田 ライフドクターと名乗っておられますが、これは命に関わるすべてのことにコミットし支援するという意味ですね。ケアマネジャーだけでなくファイナンシャルプランナーの資格もお持ちで、保険についても詳しいと聞きました。

長谷川 ライフドクターもそうですが、「ブレイング」という一般社団法人名も商標登録しています。ブレイン（脳）とトレーニング（運動）の造語ですね。先ほど東田さんが見学されたデイケアでは、パワリハ[*]と公文式の脳トレをやっていたでしょう。認知症予防には頭を鍛えればいいと考えがちですが、体を鍛えることも大切です。体を動かすことも、頭にとっては情報処理ですから。脳のリハビリと体のリハビリを合わせたブレイングが、いちばん効果的な認知症予防になるという考えに基づいてやっています。

抗認知症薬は量の問題

東田　今日、診察を拝見していて感じたのは、認知症の患者さんが神経内科のお医者さんに診てもらうメリットですね。精神科に行くのではなく、脳外科でもなく、内科だと身体症状からくる不調を探せるのかなと。

長谷川　よく「突然、悪くなった」という人がいるんですけど、認知症は、突然悪くはなりません。突然悪くなるのは、ほかの内科的疾患があるからです。

　僕が経験した中でいちばん多いのは徐脈です。心臓が原因で脈が60から100の間だったのが突然、50以下になってボーっとしてしまう。もっとオーソドックスな例では、「朝からおかしいんです」と来院して、熱を測ったら38度5分だったとか。そういうのが多いんですね。あとは甲状腺機能低下症とか、そういう内科的疾患が原因で認知症みたいに見えることがあります。ということは、一旦は内科医が診ないといけないということです。

　精神科の先生はこういう場合、どうしているのか心配になることがあります。たとえば抑肝散*はいい薬ですが、2割くらいの頻度で低カリウムの症状を起こします。しかし、精神科の先生が抑肝散を使っても、全然低カリウムの症状は起きません。なぜか？　採血をしないからです。急に意識障害などで救急病院に運ばれて、低カリウムが見つかることが多々ありますが、精神科の先生のところでは血液系の副作用は起きない。

東田　いわゆる、治る認知症というのがありますよね。

長谷川　慢性硬膜下血腫、正常圧水頭症、そして徐脈とか甲状腺機能低下症などは、基本的には治る認知症です。そうした症状はCTを1枚撮り、血液検査を1回やればわかります。私は初診で全員にこれらの検査をしますが、CTも撮らないで、専門外の先生がアリセプトだけ出しているケースもある。認知症の患者さんのうち、甲状腺機能低下症は0・5%くらいの人にあるのですが、放置されているケースが多いですね。

東田　あと、私がびっくりしたのが、長谷川先生がメマリー*を使われることです。私はメマリーを積極的に使う医師に会ったことがありません。「メマリーは副作用が強すぎて、あまり使いません」という先生が多かったので。

長谷川　メマリーに副作用が出るのは、何も考えずに20㎎を処方するからでしょうね。製薬メーカーが、5、10、15、20と上げて、20㎎まで使ってくださいと言っていますから。僕は20㎎まで使う患者さんは、半分くらいしかいません。男性はたまに20㎎まで使いますが、女性は10㎎で十分ですね。それをいきなり、製薬会社に言われた通りに20㎎までもっていくから、元気がなくなる、食欲がなくなる、ふらつくんです。アクセル系とブレーキ系のコントロールでうまくやればいいと思いますね。初診で来たときに採血できないくらい大暴れした人が、メマリーで普通に診察できるようになるくらいの変化はありますよ。

東田　抗認知症薬はアクセル系がアリセプト、レミニール、リバスチグミンパッチ製剤の3種類、ブレーキ系がメマリー1種類ですね。メマリーの場合は副作用として眩暈《めまい》がよく言われています。それはやはり用量の問題で、少なくすれば大丈夫ですか。

長谷川　大丈夫ですよ。5㎎、10㎎でいけば大丈夫です。

東田　異常性欲にもメマリーが効くと書いてあったのでびっくりしました。これは本に書いてあったのかな。

長谷川　ブログにも書いています。メマリーが出るまではグラマリールという薬を使っていたのです。グラマリールは副作用で歩行障害が出るので、最近はメマリーをメインで使っています。異常性欲というのは、その人の尊厳に関わりますから。今まで80年以上、きちんと真面目に生活してきた人が、最後の最後に1、2年でそんなのになったら、「あんたのじいちゃん、最後はひどかったね」と言われて人生が終わってしまう。それはかわいそうです。僕は自分がそうなったら、必ず治療をしてくださいと言ってあります。

気をつけないといけないのは、それ（異常性欲）が原因で施設を退所させられたりするケースがあることです。そうなったとき、僕から施設側に、頼むからもう少し時間をください、ちゃんとコントロールしますから、みたいなお願いをすることはあります。

東田　抗認知症薬は4種類ありますが、増量規定はもう守らなくてもいいですか。

長谷川　特に高齢者の場合、体重が40kgない女性が本当に多いんですよ。うちは外来の診察室に体重計が置いてあって測ります。最近は、40kgあるかないかくらいは見てわかりますが。40kgなかったら、リバスタッチパッチでも9mgまでしか使わない。メマリーも10mgまでしか使わない。場合によっては40kgなかったらメマリーを5mgということもありますよ、普通の人の半分だから。普通体重の女性だって10mgでいいのですから、体重が40kgを切っていたらもう5mgでいいわけです。

東田　体重計の話にもびっくりしました。小児科に体重計が置いてあるのは当然ですが、高齢者のためにも体重計は必要なんですね。

長谷川　40kgの女性と80kgの男性が同じ薬の量というのはそもそもおかしいよね。昔、名古屋市厚生院に勤めたとき、飲み薬の量が3分の1、点滴の量が半分しか使っていない患者さんがいました。最初は間違えたのかなと思って「先生、これ半分しか入っていませんよ」と聞いたら「何を言っているんだ」と窘《たしな》められました。名古屋市厚生院はちゃんとデータを取っていて、高齢者の場合は代謝も悪いし、体も小さいから、朝晩やる点滴は1回でいい、朝昼飲む薬は1回でいいと。そういった意味では名古屋市厚生院は、すごく勉強になったところです。

東田　そういうふうに薬の処方量を体重別にしている病院はけっこうあるんですか。

長谷川　僕らの時代は、医者は薬をいっぱい出せば儲かるという時代があったから、薬を減らすことにはすごく抵抗があったんだけど。今は院外処方がほとんどだから薬の量は少なくてもいいということになっています。僕らより上の先生方の薬の処方量ってめちゃくちゃ多い。僕なんか初診で来られた患者さんに、それまでほかの医師から処方されていた薬をバーっと消したことがあるんだけど。薬をやめて悪くなった人ってほとんど経験したことがないですよ。

診察室はまるで「長谷川劇場」

取材に伺った日は、午前中の診察を1時間弱見学させてもらいました。「土岐内科クリニック」の診察室は2つ、長谷川医師ともう一人の医師の診察室が並んでいます。患者さんの多くは高齢者で、ほぼ付き添いの家族がいました。

長谷川医師の診察の特徴は、とても穏やかなことです。患者さんが入ってくる入口とは反対側、看護師さんたちが通る通路に椅子を置いて、長谷川医師の斜め後方から診察風景を見学したので、その表情は見えません。穏やかな話し声と、患者さんに向かって屈み込む背中の様子から、流れるようなリズムが伝わってきました。

驚いたのは、一人ひとりの患者さんの血圧を、長谷川医師自身が測っていたことです。理由を尋ねると、「それ以外にやることがないからかな」という答えが返ってきましたが、何か深い理由がありそうです。内輪話になりますが、長谷川医師は元NHKアナウンサーによるスピーチコンサルタントをずっと受けていたのだそうです。外来のやり方もコンサルタントの先生と一緒に研究したといいます。私からは見えませんでしたが、どの時点で相手の目を見て、どの時点で語り掛けるかの工夫がされているのでした。ちなみに「目を見る」のではなく、「まつ毛を見る」くらいの感覚で向かい合うと、「あなたに関心があります」という気持ちが伝わって、信頼感が生まれるのだと教えていただきました。

漫画家の矢部太郎さんが診察室を見たときの反応も興味深いものでした。

「矢部さんも、今日東田さんが座っていた位置で見学なさいました。そのあとで、長谷川先生の外来って、皆さん笑っていますね、と言うのです。確かに僕の外来って、ご家族や患者さんがよく笑います。なんとなく、役者が多い感じです。前回の診察後にどんなことがあったか、最近の出来事を伺うと、いろいろと味のあることをしてくれています。矢部さんから、〝僕がマンガを描きやすいように、役者を揃えてくれたのですか〟と言われたほどです。〝いや、揃えてないよ、全然〟と答えたのですが、そう言われても不思議ではないくらいのやり取りが、毎日診察室で繰り広げられるのです」

そう語る長谷川医師ですが、そこにいるのはボケた親に「しっかりして」と求めない家族、認知症でおかしくなった親を受け入れ、おかしな振る舞いとそれに振り回される自分を笑える家族です。そして当然、そのように家族を導いているのは長谷川医師です。

長谷川医師の話術は、幼少期に過ごした環境で育まれました。

「おばあさんが寅年、母親も寅年、姉も寅年という家庭で育っているから、強い女性に接するのが上手なんです。生きていく術《すべ》ですね。(強い女性に)強く出ると噛み殺されますから(笑)。病棟でもうまくやっていました。病棟ですぐ喧嘩する医者がいましたが、聞いてみると男兄弟で育っているんですね。そんな先生は、女性に偉そうなことを言われると、すぐに腹を立ててしまいます。今、職場の看護師さんを見ていると、気が強い人ばかり残っている気がします」

認知症医療に不可欠な歯科医の存在

長谷川医師は2018年に『認知症専門医が教える! 脳の老化を止めたければ歯を守りなさい!』(かんき出版)という本を出しています。実はこの本、全国の多くの歯医者さんの受付に置いてあるそうです。

東田　歯の病気は、あらゆる病気の原因になりますね。

長谷川　そうです。認知症、脳梗塞、心筋梗塞、糖尿病、肺炎、がんなど、命に関わる病気すべてに関係しています。医師の中でも、糖尿病、整形外科、心臓の胸部外科の先生は、かなり前から歯が大事だということはわかっていました。実際、オペの成功率が変わる……たとえば歯をきちっとしておけば、心臓の手術をしたときの成功率が高くなるのです。

東田　口腔ケアが大切だということですね。歯周病にならないようにする。

長谷川　きちんと磨けていればいいのですが、磨けているかどうか、歯周病ではないかなど、まずは評価しなければなりません。それには歯医者さんへ行くしかないのです。健康な人でも、3ヵ月月に1回は歯医者さんへ行ってチェックしてもらう必要があります。病気のある人ならば月1回が理想ですが、なかなか難しい。でも、うちのクリニックの場合、在宅の患者さんには、歯科衛生士さんが毎週来てくれて、歯医者さんが月1回来てくれて、月に計4回、訪問歯科が入るんです。

東田　このクリニックの敷地内に歯医者さんがありますね。どういう関係なのですか。

長谷川　クローバー歯科ですね。うちが在宅で訪問している患者さんには訪問歯科で入っています。ただ、クローバー歯科に訪問を依頼するのはうちだけじゃなくて、ほかのケアマネからも話が来ます。クローバー歯科の患者数が多くて、うちはその一部です。

東田　訪問しない歯医者さんも多いですよね。

長谷川　そもそも歯科衛生士さんがいないと訪問歯科はできません。現在、歯科衛生士は全国に11万人いて、歯科クリニックは7万軒です。クローバー歯科には、歯科衛生士が16人います。歯科衛生士は、訪問をしっかりやっている歯科クリニックに集まるのです。だから全国で半分以上の歯科クリニックには歯科衛生士がいないし、訪問もできません。この歯医者さんに勤めれば、医科歯科連携ができるし、メンテナンスも自分でできて、教育システムも整っている、さらに在宅もやれるとなると、勤めたくなりますよね。もし歯科衛生士が一人もいない歯科クリニックで応募があっても、歯医者さんの補助しかやらせてもらえないのは見え見えです。教育システムもないだろうとわかります。歯医者さんの世界って、勝ち組と負け組にはっきり分かれているのです。

東田　高齢化が進む日本を支えるのは、訪問診療と訪問歯科診療なのですね。いい訪問歯科を探す方法はありますか。

長谷川　「か強診」を探してください。「かかりつけ歯科医機能強化型診療所」の略です。たとえば僕の患者さんが月1回歯医者にかかりたいと思っても、普通の歯医者さんは3カ月に一度しか口腔ケアはできません。初診をつなぐしかない。月1回できるのは「か強診」だけです。訪問をしているとか、ケアマネと連携しているとか、医療機関と定期的に連絡を取り合っているとか、在宅をやっている歯医者は外来でも優遇しますよという制度ですね。この資格は、歯科医の20％くらいしか取っていません。

東田　月に1回歯科医を受診できると、医科歯科連携がしやすいですね。

長谷川　その通りです。うちの患者さんは、月に300人くらい隣のクローバー歯科さんから来ます。月に1回口腔ケアをしてもらって、そのあとうちに寄ってもらうのです。予約は一緒に取れるようになっています。口腔ケアは30分かかり、うちは経過を診るだけの3～4分枠ですから、歯科優先でいいのです。

東田　歯のことを考えてくれるのは、認知症の名医を見つける1つのポイントかもしれませんね。意外な盲点でした。医療のことしか考えていませんでしたから。

東濃の高齢者は、僕が守る

東田　長谷川先生は、認知症の名医というとどのような人が該当すると思われますか。

長谷川　僕は認知症専門医を名乗っていますが、名医に該当するかというと微妙ですね。

戦術論と戦略論の違いになりますが、どうしても医者というのは自分一人の戦術論に凝り固まってしまうんですね。それを言うと名医の定義が狂ってしまいそうだけど、本来認知症の治療では、名医というのは存在しないのかもしれないと感じます。一人で何とかなるものではないですから。やはりチームで取り組まなければならない。全体の戦略で対応するしかないと思います。

東田　長谷川先生は、クリニックとしてはかなり大規模に展開されていて、医療と介護の両方に力を入れておられることがわかりました。介護は脳トレとパワリハ（学習療法と筋トレ）ですね。医療と介護のバランスは、どのように考えているのですか。

長谷川　半々でいいと思っています。介護の脳トレとパワリハの比率も半々ですね。本人の状況にもよりますが、純粋なアルツハイマーであれば運動機能はあまり落ちないですから、脳トレとパワリハでは脳トレがメインでいいのです。血管性認知症の人や「秋」に近くなって*廃用症候群《はいようしょうこうぐん》が進んだ人には運動機能を向上させるパワリハの頻度を増やしています。

東田　認知症を診られる医師の数は足りていますか。

長谷川　診ていない医師が多いですね。僕は（医学部の）同級生が80人いますが、認知症をやっているのは僕しかいません。認知症は患者さんがこれだけ多いのに、ちゃんと診ている医師が少ないのです。脳神経内科は全員が認知症を診ているかというと、自分は変性疾患が好きだから認知症なんか診ないよ、という人も少なくありません。嫌いだと言う人もいますよ。「自分は認知症なんて大嫌いだ」という脳神経内科医がいるのです。

東田 それでも、これだけ高齢化が進むと家族は受診しますから、イヤイヤ診ていたらわかってしまいますよね。認知症が好きではないとか、嫌いだという先生は。

長谷川 結局、認知症を診る医師に診療科は関係ないんですよ。消化器内科でも認知症を診ている先生は診ている。その辺の事情に詳しいのは、やはり地域のケアマネジャーですね。診ているお医者さんは腕を上げていく。それをケアマネや家族が評価して、口コミで患者さんが集まるのが、今の認知症医療の実態だと思います。

東田 認知症の名医は、認知症をたくさん診ている医師の中からしか生まれないということですね。そして口コミのカギを握るのはケアマネだと。

長谷川 介護だけでなく、医療もケアマネがカギになるんじゃないかと思います。ケアマネさんにとって、自分の大事な、今だと40人まで担当できる利用者さんを待っていたときに、その人をどのお医者さんに診てもらうかということは死活問題なわけです。周辺症状のコントロールをきちんとしてもらえず放置されれば、デイサービスも使えない、ショートも使えないということになります。じゃあ誰のところに行ったらちゃんと対応してくれるのか？　やはりその情報はケアマネが持っているんです。僕もケアマネには、ありがたいなと思っています。在宅の患者さんも訪問診療の患者さんも、多くはケアマネからの紹介ですから。

東田　それは、長谷川先生が認知症に強いということが、ケアマネさんたちに伝わっているからだろうと思います。在宅介護をしている家族にとっては、どんなケアマネに出会えるかによって、運命が変わりますよね。

長谷川　訪問診療や看取りをしていると、ケアマネの重要性は痛感します。いいケアマネと組まないと、地域のお年寄りは守れません。

東田　地域の高齢者を守るということが、長谷川先生の当面の目標と考えていいですか。

長谷川　とりあえず東濃地方のですね。

東田　美濃東部、岐阜県南東部ということですね。長谷川先生は、まだ50代でお若いですが、健康法は何かありますか。

長谷川　週末は鍼《はり》を打ってもらいに行きます。鍼のおかげで元気でいられる感じです。鍼の延長線上でお灸もやっています。毎晩自分でやるのですが、もうお灸なしで寝るなんて考えられないくらいです。おかげで熟睡できています。よく「いつリタイアするのですか？」と聞かれますが、「死ぬまで働く」というのが僕の答えです。形態は変えるかもしれませ

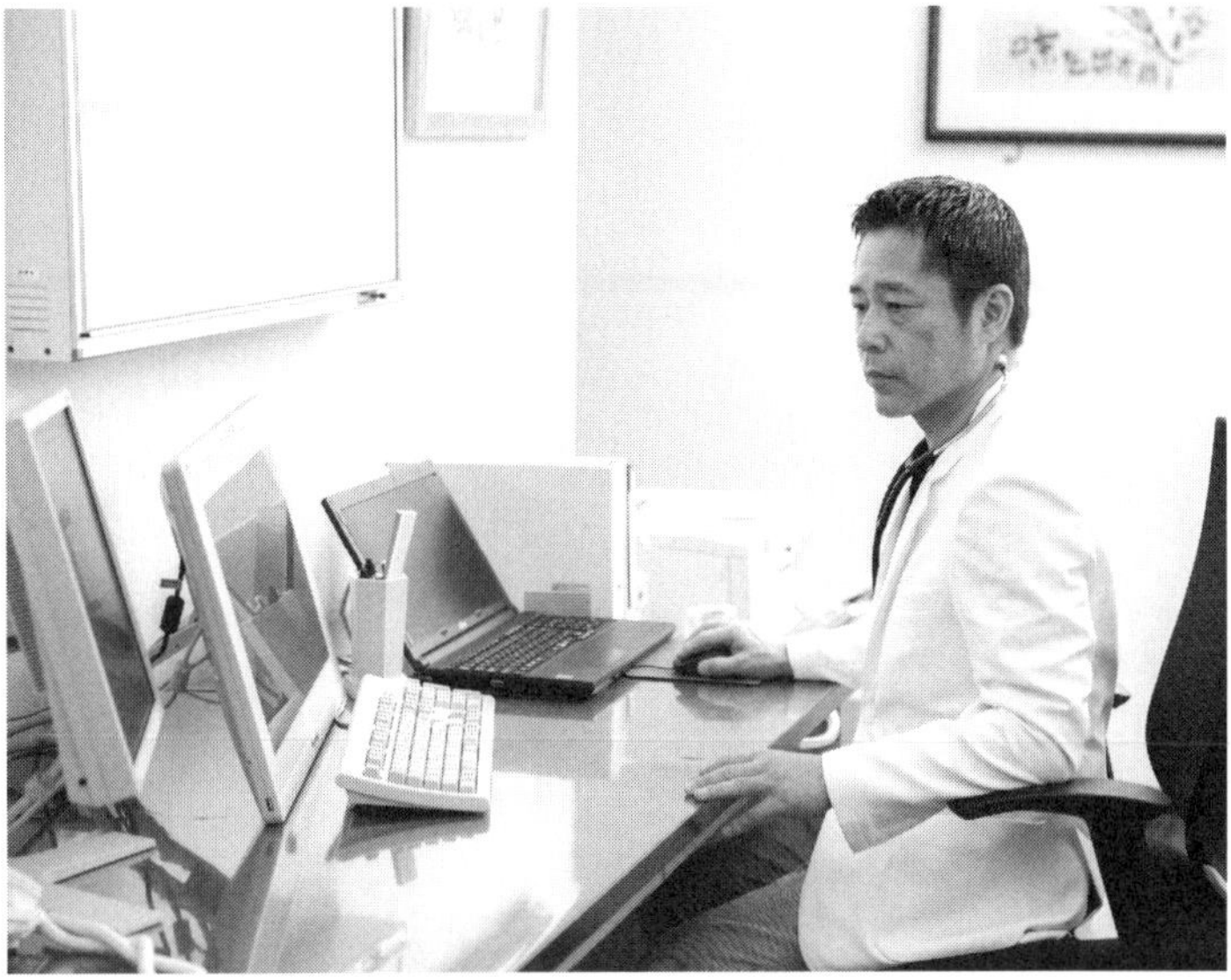

んが、ずっと認知症と関わって生きていこうと思っています。

■インタビューを終えて

長谷川先生の著書で気になった箇所がありました。

「医師は在宅で患者さんを看取るために、いつ呼び出しの電話が鳴るかわからない中で生活しています。私は晩酌もしません。ずいぶん長い間、長期の家族旅行もしませんでした」と書かれた部分です。今でもそうなのか、晩酌はしないのかを聞いてみました。

「お酒はほとんど飲みません。たとえば何か飲み会があれば行って飲みますけど、なしでも全然苦にならないのです」

「じゃあ、夜中も駆けつけることができるのですね」

という私の質問に、興味深い話をしてくださいました。

「以前は夜中でも駆けつけていたのですが、5、6年前だったかな、ご家族から〝真夜中でも電話しないといけませんか〟と言われたのです。何を言っているのかよく聞くと、年寄りの夫婦で真夜中の1時、2時に電話するのは大変だし、先生を呼ぶのも悪いし、ほかの親戚を呼ぶのも大変です。どうせ亡くなったのはわかるし、先生を呼んで確認してもらうのは朝じゃいけませんか、と言われて目からウロコが落ちるほど驚きました。それから、夜中に息を引き取られたら朝方電話をもらって、早朝看取りに行くようになったのです。家族がいる訪問看護師さんも、真夜中に動かなくてよくなりました」

それ以来、終末期が近づくと、ご家族に聞くようにしているそうです。「もし、亡くなるのが夜10時から朝6時までの間なら、僕たちが来るのは朝の6時でもいいですか」と。ほぼ全員、それでいいとおっしゃるので、今は真夜中には動いていないといいます。

これは、それ以前のコミュニケーションが取れているからです。終末期の患者さんのお宅には、ほぼ毎日訪問するので、このような信頼関係が築けるのだと思いました。

［第3章］

究極の地域医療を、介護との連携で実現

森田洋之

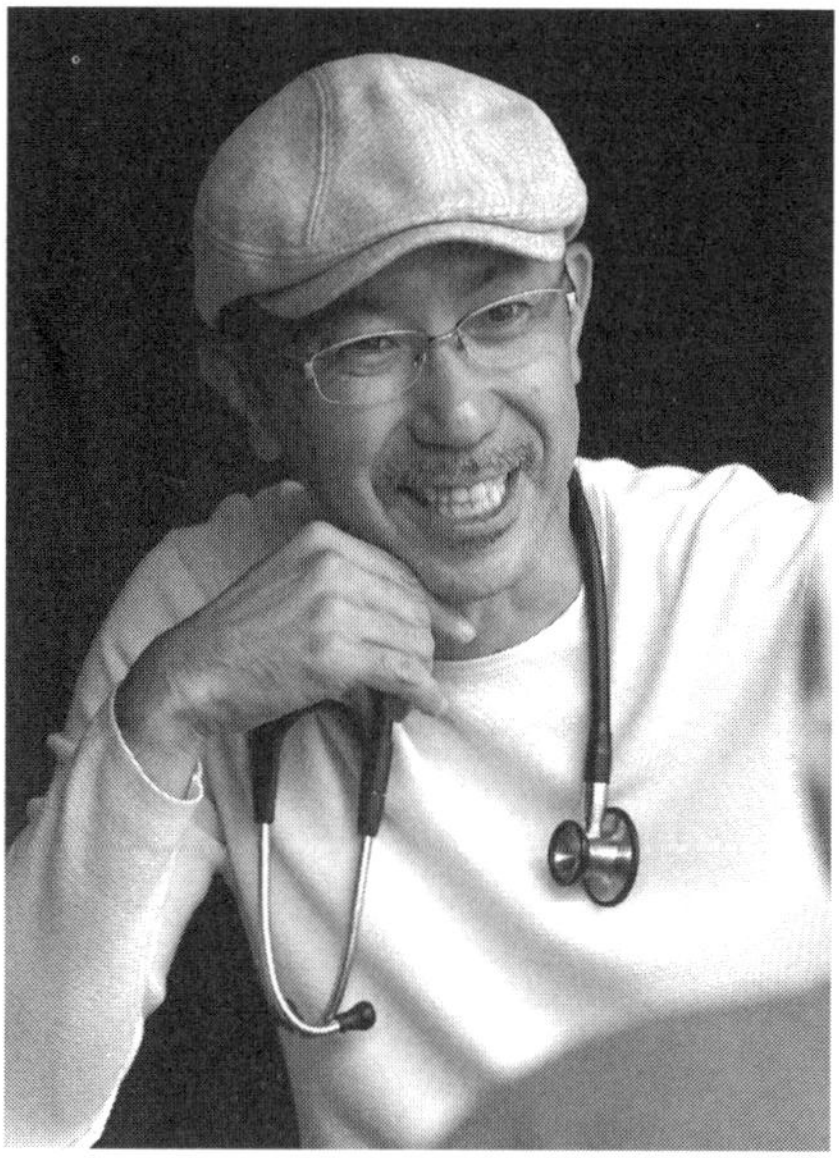

もりた・ひろゆき

1971年神奈川県横浜市生まれ。一橋大学経済学部卒業後、宮崎医科大学医学部入学。宮崎県内で研修を修了し、2009年より財政破綻した北海道夕張市立診療所に勤務。同診療所所長を経て、鹿児島県で研究、執筆、診療を中心に活動。専門は在宅医療、地域医療、医療政策など。2020年、鹿児島県南九州市に「ひらやまのクリニック」を開業。著書に『破綻からの奇蹟～いま夕張市民から学ぶこと～』『人は家畜になっても生き残る道を選ぶのか?』(ともに南日本ヘルスリサーチラボ)『うらやましい孤独死』(フォレスト出版)などがある。

一橋大学経済学部を卒業して医者の道へ

森田医師は1971年に横浜で生まれました。父親は早稲田大学を出て日産自動車へ入社したサラリーマン。母親は森田医師が20歳のときに胃がんで亡くなっています。男3人兄弟の次男だった森田青年は、一橋大学の経済学部に入学しました。専攻はマクロ経済で、公認会計士の資格を取ろうと考えた時期もあったそうです。しかし、簿記の細かな実務が性に合わず、資格試験へのチャレンジは半年ほどで断念しました。

その頃暮らしていたのは一橋大学の学生寮です。家賃は水道光熱費込みで月1万円。学費を払い続けても居続けたほうがコスパが良かったので、進路が決まらなかった森田青年は卒業せずに留年することにしました。

「学生という身分でもあるし、就職したくない僕としては、逃げの一環として留年したんです。卒業に必要な単位は取りましたが、進路が決まらなかったので、ゼミの先生にお願いして、卒論だけは出さずに卒業を保留しました。アルバイトをしながらダラダラ過ごしていた大学5年生の1月、阪神淡路大震災が起こったのです」

割のいいアルバイト先を探していた森田青年は、震災直後の被災地に入って仮設住宅建設に従事しました。「決して崇高なボランティア精神があったわけではありません」と強調します。日焼けした「土方」のようなオジサンたちに混じり、日中は汗を流して建設作業に打ち込み、夜は酒を酌み交わす生活が同年夏まで続きました。

「その頃ある人から、医者になったらどうだと言われたのです。僕はそういう飯場暮らしのようなところが嫌いじゃなかったし、居心地の良さを感じていました。社会勉強にもなりましたし。違和感なく、溶け込んでいたと思います。でも、傍から見たらかわいそうに見えたのでしょうね、一橋のエリートといわれる大学生が、土方のような集団にいるわけですから」

その言葉が心に残った森田青年は、大学に戻ると医学部の受験勉強を始めます。当時脱サラして書道の先生になったばかりの父親は、それを聞いて大反対したそうです。

「それでも僕は自分の意志を押し通しました。宮崎医科大学の医学部に受かったのは、一橋大学6年生のときでした。就職だけは絶対にしたくなかったというのが第一の理由、

医者を目指せばあと6年ブラブラできるぞというのが第二の理由です。とにかく自分の可能性を限定したくなかったし、自分は何にでもなれると思いたかった。僕は今でも、同じ思いで生きています。根っからのモラトリアム人間で、この道一本で行くのがイヤなのです。常に総合的なマインドで俯瞰《ふかん》していたい。一つの専門でずっといるのが大嫌い。そっちにもいるし、こっちにもいる。いろいろな経験や知識の中で、人生や社会を総合的に見ていくことを大学生の頃から続けています。マクロ経済というのは、そういう学問なのです。今、僕は開業医をしながら医療経済ジャーナリストとしても活動しています。これには、虫の眼と鳥の眼が必要です。虫の眼は臨床の現場から、鳥の眼は医療経済のデータ分析から得ています」

財政破綻した夕張《ゆうばり》市で地域医療に目覚める

一橋大学を6年で卒業したあと、宮崎医科大学の医学部（現宮崎大学医学部）で6年間の勉強が始まりました。ところが医学部は6年間で卒業したものの、医師免許を取得する国家試験に落ちてしまいます。普通は医学部の6年目に国家試験に受かって研修医になるのですが、さらに1年間のモラトリアムが加わりました。

「落ちた理由はハッキリしています。僕は中学高校の時代から音楽が好きで、ギターを弾き、作詞や作曲も行っていました。医学部に入った頃、パソコンの性能が良くなって、アップル社製のマッキントッシュで作曲ができる環境が整ったのです。それで、作曲にドはまりしてしまいました。マックで作曲し、レコーディングし、歌も入れるということを、医学部時代もずっとやっていました。元々バンド活動もしていたのですが、なんと医学部6年生のときにインディーズデビューを果たしたのです。バンド仲間は3人で、全員医学部の同級生でしたが、ボーカルの女の子だけが真面目に勉強していたので、国家試験に現役で受かったのです」

その1年後、宮崎県立病院で研修医になりました。宮崎県で大きな病院は、大学病院と県立病院です。普通は大学の中の医局に入るのですが、森田医師は大学にも医局にも所属しない道を選びました。県立病院で2年間の初期研修後、次のクラスの病院がいくつかある中で、300床くらいの病院で3年間後期研修を行いました。合計5年間の研修医を終え、認定内科医として一人前の医師になったのは37歳のときでした。

森田医師は、研修医時代に結婚しています。お相手（今の奥さん）は、宮崎市内の銀行で事務をしていた方だそうです。37歳のときには、すでに2人の子どもにも恵まれていました。次のステップは一人前の内科医として、どこでどのような医療に取り組むかを決めることです。しかし、その頃の森田医師はある悩みを抱えていました。それは日本の医療制度、特に研修医制度がもたらす根源的な悩みでした。

新人医師の研修は概ね、大学病院もしくは大病院で行われます。後者は公立病院であったり地域の中核病院であったりしますが、どちらにしても「病院」です。病院である以上、急性期病院であれ慢性期病院であれ、「病院医療の常識」がついてまわります。

森田医師が疑問を感じたのは、療養病院（高齢者が長期にわたって医療・介護を受ける病院）でした。そこには寝たきりの高齢者が胃瘻《いろう》を造られ、大部屋で天井を見つめながら並べられていました。ほとんどの病気が加齢によるものなので、完治する見込みはありません。そこでは自分の医療技術が正しいものであるという実感も、感謝されているという実感も持てなかったのです。

そんなとき森田医師は、一冊の本に出合います。財政破綻した夕張市で病院閉鎖後の医療を請け負った村上智彦《むらかみともひこ》医師が、病院に頼らない地域医療を切り拓いた軌跡を描いた本でした。一晩で読み切って感動した森田医師は、「夕張で働きたい」という思いを夕張診療所宛てにメールで伝えました。夕張行きを受け入れてもらった森田医師は、奥さん、長男、次男（当時生後4ヵ月）と夕張へ転居します。2009年、夕張市が財政破綻した2年後のことでした。

夕張市の医療は、かつての市立総合病院（171床）から、市立診療所（19床）へと縮小されていました。約9割の病床を失ったのですから、まさに「医療崩壊」にほかなりません。それでも高齢者のほとんどが、夕張市に残ることを選んだのです。それを支えるべく村上医師らは、在宅医療に大きく舵を切っていました。

4年間夕張市で地域医療に従事した森田医師が学んだのは、「プライマリ・ケア」の重要性でした。プライマリ・ケアとは、身近にあって何でも相談に乗ってくれる「かかりつけ医」を意味します。年齢も疾患も問わず地域に必要な医療を幅広く提供し、専門的な医療は都市部の総合病院に依頼するのです。

これが、夕張のような地域では功を奏しました。患者の多くが高齢者である場合、抱えているのは慢性疾患なので、たとえ入院したとしても治りません。その代わりに、在宅生活を支援する医療や介護を手厚くすればいいのです。独居であろうと老老であろうと、自宅で自分らしい生活をしていれば、お年寄りはイキイキします。

森田医師が夕張で発見したのは、研修医時代に見た療養病院とは真逆の医療でした。

鹿児島県南九州市でクリニックを開業

森田医師は2014年、夕張市の医療環境の変化を論文にしました。「財政破綻で病院がなくなっても、夕張市民の総死亡率は変わらなかった」「救急出動が半減し、1人あたりの高齢者医療費も減った」と発表したのです。病床が増えるほど医療費が増えるという「不都合な真実」を突きつけられた各業界団体から総スカンを食いましたが、森田医師はめげません。2015年には、『破綻からの奇蹟〜いま夕張市民から学ぶこと』（南日本ヘルスリサーチラボ）を出版し、日本医学ジャーナリスト協会優秀賞を受賞しています。

「南日本ヘルスリサーチラボ」というのは、研究、出版、講演などを行うために森田医師が立ち上げた法人です。診療以外の活動はこの法人で行うことにして、医師であると同時に医療経済ジャーナリストとしての足場を築きました。

鹿児島県南九州市に「ひらやまのクリニック」を開業したのは、2020年のことです。なぜ鹿児島になったのか、認知症の問題と深い関わりがありそうなので質問しました。

東田　4年間北海道夕張市で活動されたあと、次の拠点に鹿児島県を選ばれました。出身大学と奥さんの実家がある宮崎県ではなく、なぜ鹿児島県だったのですか。

森田　きっかけは、鹿児島市で在宅医療を行っている中野一司《なかのかずし》先生（ナカノ在宅医療クリニック）からお誘いをいただき、1年間勤務したことです。でもそれは、ほんのきっかけにすぎません。今思えば、宮崎は人脈があり過ぎて、僕が自由に振る舞えないという理由が大きかったんじゃないかな。あと、嫁さんが宮崎に帰りたくなくなった。いや、本当は帰りたかったんですよ、夕張に行ったときから。それが変わった。夕張で4年間過ごしたら、「宮崎に帰るのもどうかな」と言い出したんです。

東田　どういうことでしょうか。

森田　僕ら夫婦は、夕張に行くまで本当の地域社会の中で生活したことがなかったんです。僕は横浜、彼女は宮崎市の中心部の出身なので隣に住む人の名前も顔もほとんどわからない。ところが夕張に行ったら、圧倒的に人間の繋がりが強い。「何があっても、この人たちは味方でいてくれるよな」という感覚。専門的に言うと社会的包摂《ほうせつ》（弱い立場にある人も取り込んで排除や摩擦、孤独や孤立から救い、共同体の一員として支え合うこと）です。サルやゴリラの集団とか、昔の縄文人でもいいのですが、「群れ」ってあるじゃないですか。その中に入れてもらえたという感覚を、強烈に感じることができました。

東田　それって、大事なことなのですね。

森田　社会学的には、これがいちばん大事なことだと言われています。群れというのは、家族が5〜6人で、それが5〜6家族あるくらい。30人くらいの集団ですね。サルの場合はもう少し多くて、100匹くらい。それを上限とした単位では、群れとして助け合っていかなければならない。人と会ったら、顔と名前と人柄と、その人の人生がすべて一瞬でわかるくらいの関係性、これが群れです。そういう共同体の一員であるという感覚を、僕は初めて味わったんです。

東田 森田先生の一家は、夕張で受け入れてもらえたのですね。

森田 そういうことです。嫁さんは、夕張という共同体に溶け込み過ぎて、帰りたくない。でも、僕の仕事の都合で帰らざるを得なくなった。宮崎に帰れば、お父さんお母さんがいて、都会の中に閉じこもってしまうかもしれない。ちょっと遠くでちょっと近い鹿児島あたりの、すぐ行き来ができる場所なら、もう一回共同体感覚を構築できるんじゃないかなと思ったのです。

東田 うまくいきましたか。

森田 実際に鹿児島へ行ってみたら、やはり都会化しているんです、鹿児島市は。そもそも都市部って、地域の共同体がありません。夕張のような、自分たちが地域としてまとまっていかなくちゃならないという意識すらない。

その意識が実は、認知症ケアにめちゃくちゃ大事なんです。自分が共同体の一員であると感じてもらえることは、すごく認知症のケアに役立ちます。「いろ葉」のケアって、その実践なんですよ。自分が仲間の一員として受け入れられているという感覚。これって、すごく人の心に響く。逆に孤独は、ものすごく人の心に悪い。認知症には、本当に悪いのです。

薬に頼らない介護施設との良い関係性

ここで名前が出てくる「いろ葉」は、代表者の中迎聡子《なかむかえさとこ》さんが、約50人のスタッフ（パートを含む）と鹿児島県内の鹿児島市、南九州市、いちき串木野《くしきの》市などで展開する介護施設の運営会社名です。

森田医師が院長を務める「ひらやまのクリニック」は、かつて「いろ葉のふじ」としてデイサービスで使っていた古民家の一部屋を借りて開業しました。一部屋といっても、馬小屋だったスペースの床にコンクリートを張り（元は土間）、ベッドを一台入れただけ。総予算7万円で開業したといいますから驚きます。看護師も事務員もいなくて、スタッフは院長の森田医師たった一人です。

現在のところ、外来が月・水の午前中（10～12時）、訪問診療が月・水の午後と火・木・金の終日。森田医師が一人で診察し、ノートパソコンにカルテを打ち込み、レセプト（診療報酬明細書）も月に1回自分で請求しています。日頃から「医療は誰にでも公平に提供されるべき社会的共通資本であり、市場原理になじまない。だから僕は医療では儲けない」と公言している森田医師は、開業以来毎月の診療報酬をＳＮＳで公開しています。

森田　僕は患者の数を制限しているので、多くは診ません。儲からないシステムなんです。その分、一人ひとりと関わる密度は高いと思います。

東田　何人くらい診ていらっしゃるんですか。

森田　月に30人足らず。基本的には「いろ葉」の利用者だけですね。「いろ葉」の「ひらやまのお家」は小規模多機能型居宅介護*なので、皆さん自宅があるわけです。僕のクリニックとも近いので、デイサービスやお泊りで利用している人とは全員顔を合わせます。「今日はどう？」って声をかけるんです。診察といえば診察なんだけど、報酬は一切取っていません。「いろ葉」の「坂の上のお家」は、有料老人ホーム*（住宅型）で鹿児島市内にあり、自宅から近いのでほぼ毎日来ます。来れば全員診るのですが、カルテを書くのは1日1人と決めています。訪問診療は、「いろ葉」利用者の自宅を月に2回くらいスケジュールを組んで回ります。おもに月曜と水曜の午後ですね。火、木、金は緊急で呼ばれたら行きますが、そうでなければ取材したり、原稿を書いたり、YouTubeの撮影や編集をしています。

東田　森田先生に診てもらいたくても、「いろ葉」の利用者にならなければ難しいということですね。

森田　ほぼ毎日のようにほかからお願いがきますが、全部断っています。なぜかというと、情報発信が僕の大事な仕事だからです。その時間を確保したい。

もう一つの理由は、「いろ葉」のスタッフがいないと僕の診察のクオリティが保てないからです。「いろ葉」のスタッフは、不穏であったり眠れなかったりする利用者がいても、「睡眠薬や向精神薬を使わないでください」と言います。普通は介護職が、「薬を出してくれ」と言うものですよ。それを絶対に言わないスタッフが育っている。だから僕は、ほかの施設とは組みたくない。「いろ葉」のキャパシティが、僕のキャパシティなんです。

東田　「いろ葉」代表の中迎さんは、私も存じ上げています。薬に頼らない認知症ケアについて、「この手間がなくなったら介護は面白くない」と発言していらっしゃいました。「周囲を巻き込むのが介護の面白さ」とも。「孤独はもっとも重い病気である」と主張なさる森田先生の意見とも共鳴しますね。

森田　そりゃあ、周辺症状*（ＢＰＳＤ）なんてほとんど孤独感からきているようなものですから。受け入れてもらえない、自分が何かをしたと言って責められる、薬を飲まされる。

本人は記憶がないのですから、自分の中ではありもしないことを怒られるわけです。それは当然、孤独を感じますよ。そうじゃなくて、認知症があっても疑似共同体として、介護施設の中で受け入れてもらえるという感覚がとても大事なんです。

東田　中迎さんは、「普段からものを言いやすい関係をつくることが、ここでの仕事です」と入職のときからスタッフに言い聞かせているそうです。

森田　僕が世界一だと思う介護施設、「あおいけあ」の加藤忠相《かとうただすけ》氏は、「ケアのトップゴール（それによって実現したいこと）は、より良い人間関係の構築である」と言います。

東田　「あおいけあ」が世界一ですか。

森田　世界一か二。「いろ葉」と出会ってから、どちらが一位かわからなくなりました。

なぜ「いろ葉」と組むようになったのか

「あおいけあ」は、神奈川県藤沢市で高齢者向け福祉サービス、グループホーム、小規模多機能型居宅介護を提供する会社です。森田医師は、夕張を出るか出ないかという頃、代表の加藤忠相さんと出会いました。北海道で講演会があり、同じ演者として出会ったのです。当時の加藤さんは、まだ無名だったと言います。講演を聞いて「これはすごい」と思った森田医師は、すぐに「あおいけあ」を見学に行き、その素晴らしさを実感しました。その後10年にわたって親交を続けた森田医師は、「あおいけあ」について書かれた本や記事やテレビ番組ができて、加藤さんが有名になっていく経過をつぶさに見てきました。

「あおいけあ」の理念は、自立の支援と地域づくりです。その方法は、徹底した人間関係・信頼関係の構築。「認知症の〝困ったね〟は困らせた結果。困っている人が困らないように寄り添えば、誰もが地域で活躍できるステキなお年寄りに変われる」と言い切ります。

森田医師が「いろ葉」代表の中迎さんと出会ったのは、加藤さんと一緒に鹿児島講演を行ったときでした。森田医師が2020年に「ひらやまのクリニック」を開業する1年前なので、1年間で軒先を借りるくらい親密になったということになります。

中迎さんは、その講演会の会場でお手伝いするスタッフでした。打ち上げのときに中迎さんが、一つの動画を森田医師に見せてくれました。

私は、森田医師のスマートフォンで、その短い動画を見せてもらいました。

――〈病院の集中治療室で、高齢の女性が寝ている。枕元で中迎さんが声を掛けている〉

森田　この人は利用者さんです。くも膜下出血を起こし、その後、脳炎まで起こして、病院で管だらけになっています。栄養は鼻から、酸素を吸って、心電図がついて、膀胱にはバルーンも入っている。いわゆるスパゲティ状態で、意識もない。病院では、このまま回復しませんと言われていました。普通そうですよね。

――〈中迎さんがチュッパチャプス（棒のついた飴）を女性に舐めさせる。すると、閉じられていた女性の瞼がうっすらと開く〉

森田 この反応を見た中迎さんは、「これはいける」と連れて帰ったんです、家に。施設じゃありませんよ、自宅です。家族の許可を取って、絶対自分たちで最期まで面倒を見るからと。本人の家に帰りたがっている気持ちを汲んで、実現してあげたんです。1ヵ月後には、こうです。

――〈次のシーンでは、その女性がバナナを食べている。上体を起こし、顔もきれいになっている〉

森田 さらに1ヵ月後にはこうです。

〈次のシーンでは、同じ女性が片手でピアノを弾いている。曲は「むすんでひらいて」。部屋の様子が変わっている〉

森田　これはご本人の自宅です。「いろ葉」のスタッフが、全面的に支えています。心を支え、生活を支える。みんなで共同体の一員として受け入れる。群れの仲間として迎え入れる。信頼関係を築くから、こうなれる。すべてケアの力です。

東田　驚きました。見せていただいて、ありがとうございます。

森田　この動画を見せられて、僕は「本物かもしれない」と思いました。で、実際に訪ねて行ったら本物でした。それまで僕は、鹿児島で7〜8年、執筆や講演を続けながら、さまざまな医療施設に見学に行き、働いてもきました。病院で働いているときは訪問診療にも行くし、病棟で当直もやる。精神科病院でも働いていました。閉鎖病棟なんて、そこで働かないと見られませんから。高齢者の医療・介護現場をさんざん見て、やはり「あおいけあ」が一番だと思っていたときに、「いろ葉」に出会ったわけです。

「いろ葉」との出会いは、森田医師に「ひらやまのクリニック」の開業を決意させました。そこから「いろ葉」スタッフと組んだ森田医師の、究極の地域医療が始まりました。

介護施設「いろ葉」で見た衝撃の光景

私（東田）が取材のために、鹿児島市坂之上《さかのうえ》にある地域密着型通所介護「いろ葉」を訪ねたのは、2022年9月中旬の火曜日でした。この日、急な往診が入ったため、夕刻になって帰ってきた森田医師は、会うなりスマートフォンの動画を私に見せてくれました。

森田　（いろ葉の利用者の一人を紹介しながら）この方がKさんです。……Kさん、東田さんですよ、取材にみえた。Kさんは1ヵ月前に、広島から「いろ葉」に来ました。当時の状態がこうです。

――〈画面には、寝たまま目をつぶり、うめき声を上げながら首を振り続ける女性の姿〉

森田　バリバリのキャリアウーマンでしたが、孤独からうつになり、会社でも人間関係がうまくいかなくなったのです。前の医者は精神科病院へ入院させました。抗不安薬、睡眠薬、抗精神病薬など精神系の薬を6種類内服していました。家族が見かねて「いろ葉」に相談し、薬を抜くためにここへ来たのです。

〈1週間後、少し首振りはあるが、上体を起こしている。目つきがしっかりしてきた。2週間後、座位が安定し、渡されたバナナを自分でむいて食べている。顔色がいい。目の前にいるKさんだとわかる。3週間後、スプーンを手に持って自分で口に運ぶ。アイスクリームを食べているようだ。4週間後、自分で箸を使いながら常食を食べている。お盆の上に、食器がいくつも。「おいしいですか」の問いかけに「はい」と答える。「アレクサ、松山千春をお願い」とーTロボットに音楽をリクエストする〉

東田 最初の動画は目の前にいらっしゃるKさんだとわかりませんでした。1ヵ月でこんなに変わるのですね。

森田 この動画を昨日X（旧twitter）に上げたところ、大バズリしています。もちろん、本人とご家族の了承を得て投稿しました。が、ツイッターから閲覧制限を掛けられたので、これからニコニコ動画に移すところです。Kさんは広島カープのファンで（傍にいるご本人から「もちろん」の声が掛かる）、大好きな松山千春の歌は全曲覚えています。今は、スタッフの名前も全員言えますよ。

東田 薬害で悪くなったのですか。

森田　そう。薬を盛られて、副作用でどんどん悪くなっていった。薬を全部取っ払ってあげて、しかも孤独を解消してあげたら、元に戻っただけ。孤独から発症して、元に戻った典型例です。

「いろ葉」じゃないと、これだけの関係性は築けないですし、僕じゃないと……普通のドクターはこれだけ薬を抜けません。仲間として受け入れてくれる「いろ葉」があるから、僕も思い切って薬を抜けるんです。

夕方になり、デイサービスの送迎が始まりました。何人かは自宅へ帰り、何人かは隣に建つ住宅型有料老人ホーム「坂の上のお家」へ帰ります。有料老人ホームの入所者が、日中はデイサービスを利用しているのです。

森田医師も、有料老人ホームへと移動。リビングにいた利用者やスタッフと話し始めました。その中に、利用者のMさんがいました。森田医師がMさんに話しかけます。

森田　Mさんは結局、眠れているんだっけ、眠れていないんだっけ。

Mさん　ちょっとだけ眠れた。

森田　夜勤の人に聞いたら、結構眠ったと言っていたよ。

Mさん　いや、ベッドにいるだけ。眠れていない。

私（東田）は、診察が始まったのかと思って、横に控えながらノートを取っていました。

森田　よし、半分にしよう。昨夜は4分の1錠だったから2分の1錠。

Mさん　ダメって言われた。この人（隣にいた看護師らしきスタッフ）に。

森田　（看護師に）今夜、どうする。

看護師　ダメです。Mさんは、そもそも動いていない。昼間動いていないのに、「眠れない、薬をください」って言うからダメなんです。

森田　じゃあ、外を散歩しようぜ、Mさん。東田さんも一緒にどうぞ。

3人で靴を履いて外へ出ました。今晩眠るための薬を増やす許可を看護師さんに出してもらいたくて、Mさんは散歩するのです。誘い出した森田医師も、一緒に歩いています。私は、利用者と一緒に散歩してくれる医師を初めて見ました。

遅れて歩く私の前を、二人は語り合いながら歩いていきます。私が遅れるのは、二人を写真に撮りたいからです。森田医師はハンチング帽にTシャツ姿。これがいつものスタイルです。誰が見ても、お医者さんには見えません。並んで歩くMさんも元気です。あとで聞いたところによると、以前は要介護3でしたが、今は要介護度ゼロ。住宅型有料老人ホームに住んでいるだけで、介護保険は利用していないそうです。

認知症の敵は「孤独」、本当に効くのは「人薬《ひとぐすり》」

15分ほどの散歩を終えて、私は森田医師とMさんが帰ったデイサービスの建物で向き合いました。取材の再開です。

森田　一緒に歩いたMさんは、精神科病院で相当薬を盛られていたんですよ。もう8年くらい前のことです。ここ「いろ葉」に来てから、薬をだんだん抜いていきました。最初は一人では何もできない、トイレにも行けない人でした。足腰が弱っていましたし、孤独感が強くて、常に誰かが手を握っていなければならない。でも薬がすっかり抜けたら、普通のおばあさんになって、畑仕事もできるようになって、要介護度もゼロになって、ここでアルバイトができるようになったんです。それは、薬を抜くと同時に、ケアの力があったからです。まあ精神科の病気も認知症も結局、薬の役目を果たすのはケアの力でしか

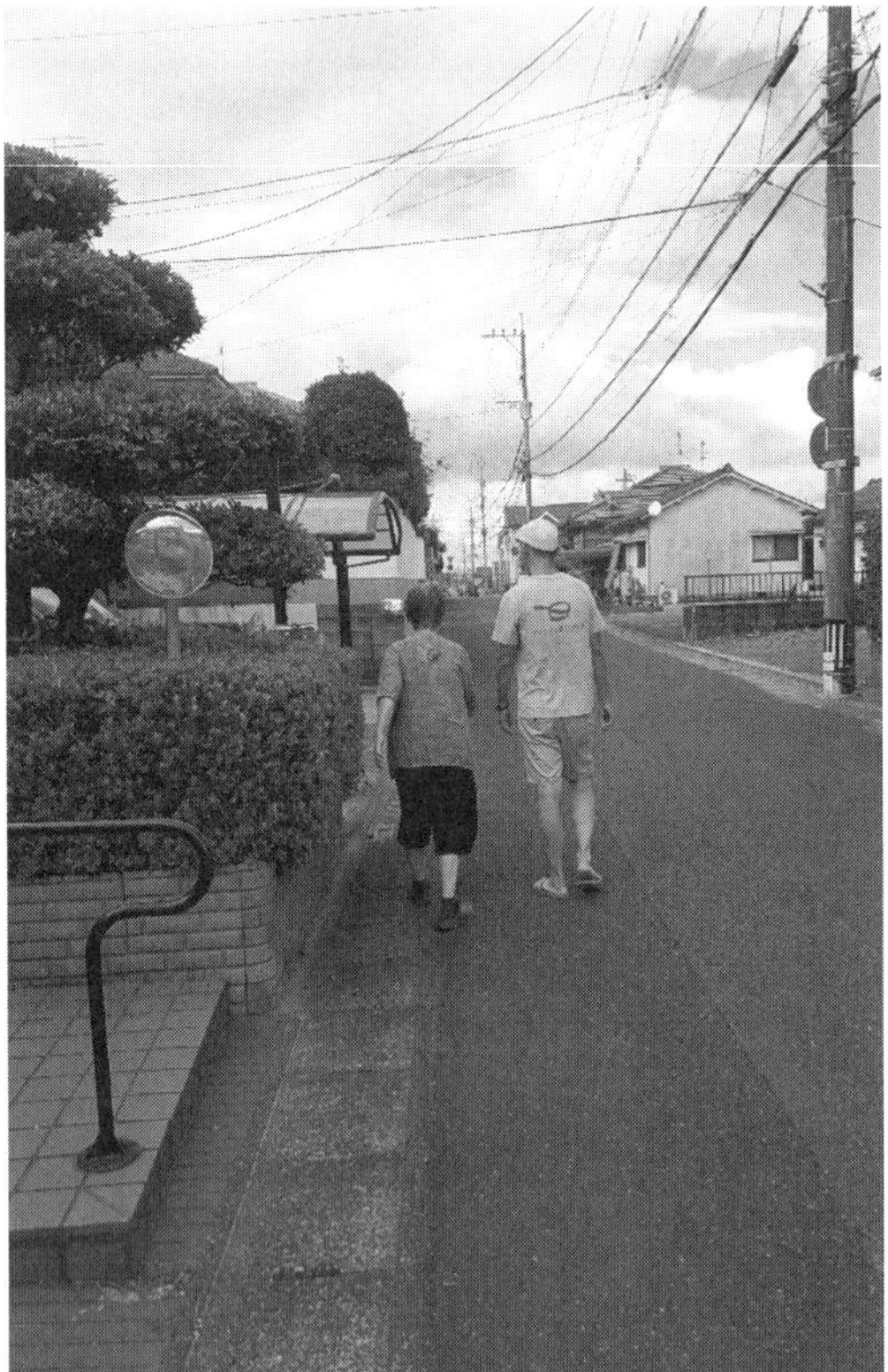

ないんですよ。精神科的には「人薬（ひとぐすり）」と言いますが、人が支える。心を支える。認知症も一緒ですね、決して薬では治りません」

森田医師は、最後の言葉に力を込めました。私もまったく同感でしたが、確認のために尋ねました。

東田　精神の病気や認知症は、薬では治らないということですね。

森田　そうです。もちろん薬で治る病気もあります。生活習慣病は治らないでしょうが、生活習慣を改善すれば治ります。薬は単に血糖値とか、血圧とかの数値を下げているだけ。治しているわけじゃありません。でも、ほかに治す薬はあります。肺炎で使う抗生剤なんか、点滴すれば1、2回でピシャリと治ります。これは劇的ですよ。

東田　森田先生は、向精神薬は使いませんか。

森田　ほとんど使いません。さっきMさんが欲しがっていたのは、マイスリー（睡眠薬）です。めちゃくちゃ弱い薬。それを割って4分の1錠飲んでいましたが、「眠れないから増やしてくれ」と言う。僕が、「じゃあ2分の1錠にしよう」と言ったら、看護師からダメ出しされた。実は、4分の1だろうが2分の1だろうが、関係ないくらいの少量です。

僕は、1錠までは飲んでいいという処方を書いているんですよ。でもそれ以上はダメだから、「1錠以内でスタッフと考えなさい」と言ってある。

東田　本人とスタッフとで相談させているんですか。すごいですね。

森田　で、スタッフと喧嘩する（笑）。スタッフも、薬はなるべく使わないようにしましょうね、というところでは譲りませんから。

東田　森田先生は、認知症のBPSDと言われる症状、いわゆる問題行動に対して、薬は使わないのですか。

森田　まったく使いません。誰にも使っていない。

東田　すると、手がかかりますよね。

森田　手がかかることで良くなっていくことを、実感として体験していますから。

東田　薬を使わないほうが、認知症が良くなることを体験しているのですか。

森田　そう、良くなる。薬ではなく、「かかわり」で良い結果が出るということを、身を持って知っているから、スタッフが「先生、薬を出さないでください」と言います。症状を抑えても、ぶり返すだけですから。

僕は、認知症をどうこうしようというのではなく、孤独を癒すことが目的なのです。

東田　先ほど森田先生の到着を待っているあいだに、私はここのスタッフの方にいくつか質問しました。「スタッフはどこから来るの」と、採用のことを。「他県？」と聞いたら、「そうでもないです。地元の人が多いですね」という返事でした。「いろ葉のことを知っている人が来るの？」「いや、全然」「ここが有名な施設だと、知らずに来るの？」「そうですよ」というやり取りがありました。初めて介護の仕事をする、初めて認知症の人と出会う新人が、手のかかるケアに慣れていく。これが普通だと思って働いているというのです。

森田　これは「あおいけあ」の加藤氏も言っていることですが、介護職未経験者のほうがいいケアにすんなり入りますね。逆に経験があると変な常識にとらわれて、前の施設ではこうしていたとか、薬を盛ったほうがケアしやすいとか言いますから、まっさらなほうがいいのです。

東田　病院もそうですが、大きな介護施設にいた人は、効率を求めますよね。特にリーダーだった人、管理職だった人は、「いろ葉」のような現場を見ると、ムダな時間が流れているような見方をするかもしれません。

森田　作業効率なんて、とんでもない。ムダがあるから質が高い、クオリティが高いんです。それより重要なことが確実にあるというコンセンサスが、「いろ葉」では取れています。普通の施設だったら、「何でこんな手のかかる人を連れてきたんだ！」と怒られるような人を受け入れていますからね、ここでは。

医療経済ジャーナリストとしても発信し続けたい

東田　森田先生は、2021年に発行された『うらやましい孤独死』（フォレスト出版）という本で、医療は偉大だけれど、できることは多くない」と発言していらっしゃいます。

「盲腸も結核も昔は死ぬ病気だったのに今はピシャッと治る。これは本当にすごいことだ。だから医療は偉大なのだ。でも、今はすでにその医療で解決できる問題のほとんどは解決し尽くしてしまった。今の日本人にとって〝病院〟で解決することはみんなが思っている以上に多くない。じつは、公衆衛生学や統計学的に見てもそれはほぼ結論が出ている」

森田　まさにそうです。病院への期待は、ほぼ幻想です。

東田　そのあと、こう続きます。

「現在、人間の幸福や寿命に影響を与えるものが、〝近くの病院〟にもまして〝身近の良好な人間関係〟であることは、疑いのない事実である。そして、現代社会、特に都会

――では、地域に病院はあっても、良好な人間関係はそんなに多くない」

今日伺ったお話しの通りですね。あとがきには、こうあります。

「われわれ医師は、医療を提供するだけでは多くの人々の〝健康な生活〟を確保できないのだ。医療側もこうした認識をしっかり持つべき時期に来ているだろう。市民の側も、医療や介護に安全・安心を求めすぎて、かえって自らの生活を窮屈にさせてしまっていることに気づくべきだろう」

――――

森田　まさに今のコロナ禍そのものですね。医療の論理に従っているばっかりに、生活を窮屈にしています。

東田　2022年には新しい本を出されました。『人は家畜になっても生き残る道を選ぶのか？』（南日本ヘルスリサーチラボ）というタイトルです。どのような内容ですか。

森田　テーマはコロナです。コロナを切り口に同じことを言っています。信頼関係が大事、孤独はダメだと。だって日本はコロナ対策で、僕が提唱している医療の真逆をいったわけです。感染症が怖くて自粛しなさいということは、孤独になりなさいということですから。

でも僕は、〝孤独になったら死んでしまうよ、健康にいちばん悪いのは孤独だよ〟と言い続けています。明らかに感染症より孤独が怖い。コロナより断然怖いのが孤独です。

東田　どうしてこうなったのでしょうか。

森田　医療全体が、ビジネスに染まったからでしょうね。今でも表向きは、医療はいいことをしているという顔をしています。一般の人は医療といったら〝ありがたい〟みたいな、意味のない感謝をしているじゃありませんか。ろくでもないことをしているんですよ、本当に医療は。

東田　医療がビジネスに染まった一端が、抗認知症薬だと思います。森田先生は、抗認知症薬は使われますか。

森田　一切使わないし、まったくいりません。フランスやイギリスでは、保険適応を切られています。日本はそこがいけない、医療の論理がビジネスの論理になっています。

東田　特に年配の人は、大病院信仰が強いですね。入院することは、いいことだと思っています。

森田　大きいところへ行けばなんとかなると思っていますが、大きいところほど最悪です。だって、信頼関係じゃなくて、システムで動いているのですから。

しかし、ここは基本的に分けて考えてほしいのです。急性期医療は、システムでいい。

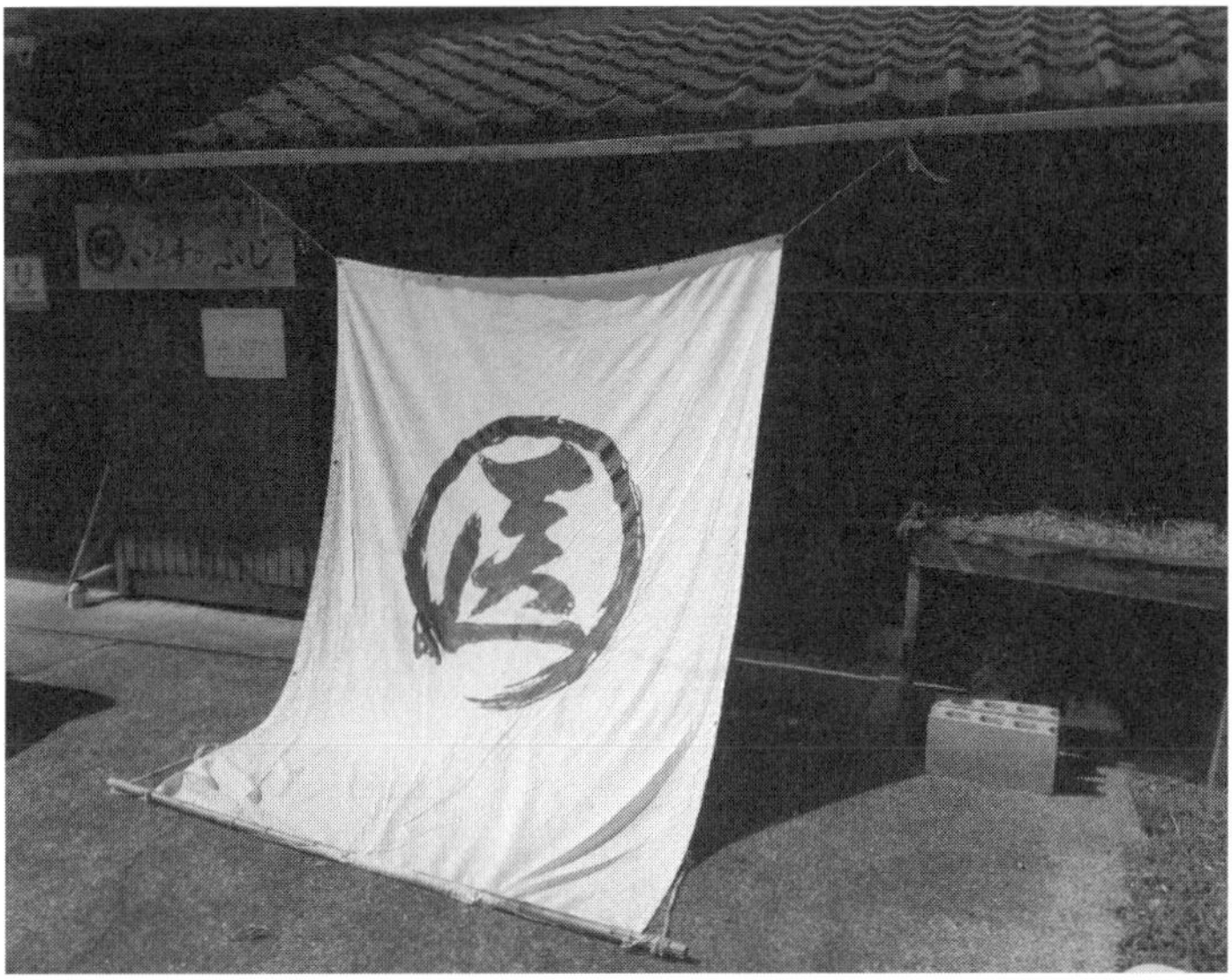

短期入院でビシッと治すのが、正しいあり方です。一方、慢性期医療は違います。骨粗鬆症、高血圧症、いろいろありますが、治らない病気。ずーっと付き合っていく病気。精神の病気もそうですが、これらはシステムで対応していたら絶対ダメです。必要なのは信頼関係、心で支えなければなりません。

東田　認知症も必要なのは信頼関係、心で支えなければならないのですね。

森田　その通りです。

■インタビューを終えて

Tシャツにハンチング帽、白衣は一切着ない森田先生は、外見からではお医者さんだとわかりません。日本一風変わりなお医者さん（多分）に会うために鹿児島へ行きましたが、当日「いろ葉」代表の中迎聡子さんは不在でコメントがもらえませんでした。

そこで後日、中迎さんが関東へ講演に来ると聞いた私は、突撃インタビューを試みました。以下は、快諾していただいた中迎さんのコメントです。

「たとえば私たちが利用者さんを見て、〝この人にこれ以上点滴を続けたら負担がかかる。まだ途中だけど止めたい〟と思ったとき、そう言えば途中で止めてくれるのが森田先生です。私たちに〝見る力〟がついた分、私たちの思うようになる先生と組んだほうがいい状況が生まれました。

私たちは地道に食事、排泄、入浴という基本的なことをやり続けてきました。その土台があるから、医者にもちゃんと主張できますし、森田先生も私たちの主張を受け入れてくれます。私たちは、立場で仕事をしていません。介護士という立場、看護師という立場、調理スタッフという立場ではなく、自分の死生観で利用者と向き合い、何をすべきかを話し合いながら介護、看護、調理という自分の特技を出し合っているのです。

そこに医者という立場で入ってこられたら、私たちの関係は崩れてしまいます。森田先生は、医者という立場ではなく、森田洋之として私たちの中に入ってきてくれました。そして時には投薬や点滴ができるという特技も出してくれます。おそらく森田先生の最大の特技は、〝大丈夫だ〟と言ってくれることでしょう。私たちが大丈夫だと言うのと、森田先生が大丈夫だと言うのとでは、ご家族にとって重みが違いますから」

南九州から日本の介護を変えようとする「いろ葉」と森田先生の活躍を、これからも見守りたいと思います。

［第4章］

精神科医として、認知症医療を何とかしたい

上田 諭

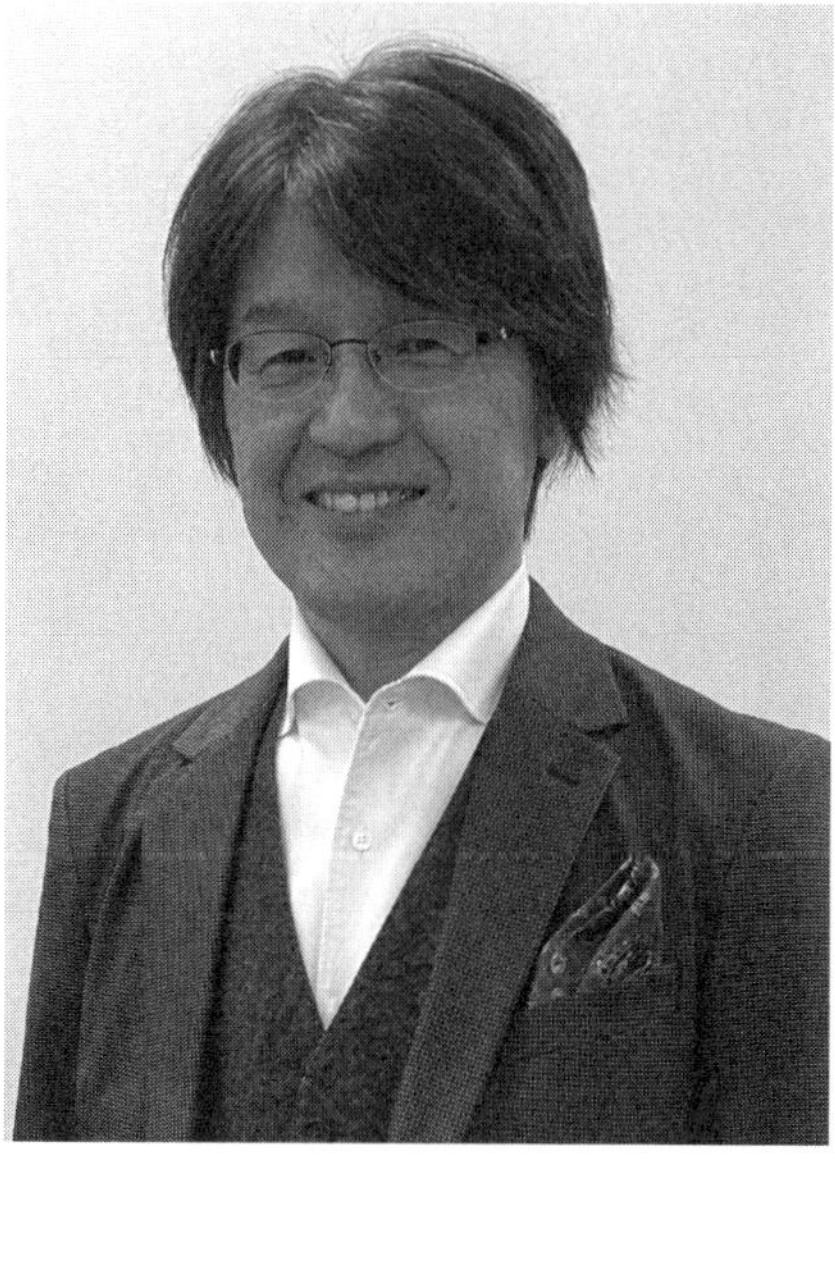

うえだ・さとし

1957年京都府生まれ。1981年関西学院大学社会学部卒業。朝日新聞社に9年間勤務したあと、1990年北海道大学医学部入学。1996年卒業後、東京都老人医療センター（現東京都健康長寿医療センター）精神科、日本医科大学付属病院精神神経科助教～講師、戸田中央総合病院メンタルヘルス科部長などを経て、2022年4月から東京さつきホスピタル精神科常勤医。著書に『治さなくてよい認知症』『高齢者うつを治す「身体性」の病に薬は不可欠』、共著に『認知症の人のこころを読み解くケアに生かす精神病理』（すべて日本評論社）などがある。

新聞社を退社して医師に転身

東田　上田先生はずいぶん変わった経歴をお持ちです。大学卒業後、朝日新聞社へ入社なさって10年近く勤務したあと、医学部を受験し直して医師に転身なさったのですね。どうしてそういう流れになったのか、簡単にお話しいただけますか。

上田　もともと医療に興味があったので、医療記事を書こうと思って朝日新聞に入りました。ところが、地方支局回りのあと、本社で配属されたのが整理部といって、記者ではなく編集の部署だったのです。何年か我慢しましたが、これではダメになっていくと思ったので、初心を思い出して北海道大学の医学部に入り直しました。

東田　朝日新聞に入社なさるまではどのような少年期、青年期を過ごしたのですか。

上田　京都府の日本海側、丹後地方で育ちました。サラリーマンの家庭で、妹との二人兄妹です。宮津高校というヨットの伝統校に入学してヨット部に入り、関西学院大学の社会学部に進学してもヨット漬けの生活をしていました。体育会のヨット部で4回生のとき主将になり、全日本学生選手権では個人戦で優勝しています。

東田　ヨットを始めるということは、ご実家がお金持ちだったのですか。

上田　ヨットといっても、木造で2人乗りの小さなものなのでお金はかかりません。高校のヨット部には、ちゃんと船もありましたから。大学ではみんなでアルバイトして新艇を買いました。

東田　練習はどこでするのですか。

上田　宮津高校時代は、天橋立《あまのはしだて》の近くの海で練習していました。関西学院時代は西宮ですから甲子園沖というか、淡路島の手前の大阪湾です。どちらも内海なので、外海のような荒々しさはありません。チャンピオンになった全日本インカレの会場は、宮城県の七ヶ浜《しちがはま》の外海でした。経験したことのないうねりと波の中で戦って、優勝しました。スナイプ級という2人乗りのヨット競技です。

東田　ヨット漬けの学生時代を経て、朝日新聞社へ入社なさいました。

上田　ヨットばかりやっていたので、1年目は受かりませんでした。就職浪人のような形で大学に籍を残し、1年間ジャーナリスト講座に通いました。筆記試験の準備などをして、受かったのは5回生のときです。

東田　記者になって医療記事を書くという夢が叶わなかったので、思い切って医学部を目指された。受験勉強はどうしましたか。

上田　決心してから、在社中に受験勉強を始めました。記者だと取材に行かないといけないので勤務時間などあってないようなものですが、整理部はシフト制になっているのです。

勤務時間が1ヵ月先まで決まっていて、自分の時間を確保できました。そこで、苦手な数学などは予備校に通って勉強しました。仕事をしながらです。

東田 北海道大学の医学部へ入学されたのは、何歳のときですか。

上田 33歳です。ああいう大きな大学は最初の2年間は教養課程なので、若い学生たちと一緒に基礎科目をやったり、体育をやったりしました。3年に編入する方法もあるのですが、理系の専門的な知識がないと無理です。私はもともと文系で、物理や数学は苦手でしたから、確実に入れる1年生からの道を選びました。何年も浪人している20代の同級生もいましたから、そんなに違和感はありませんでした。

東田 医師になろうという強い気持ちがないと、そこまではできないと思います。上田先生は、医師になって何がしたかったのですか。

「心の不思議」を知りたくて精神科へ

上田 中学、高校、大学と医療に関心がありましたが、それは人間の心（こころ）の秘密に迫りたかったからです。どのような心の動きで人は行動するのか、しくみを知りたいと思っていました。自分の心も含めた「心の不思議」ですね。関西学院大学の社会学部では、心理学の授業も受けました。しかし人の心に肉迫するような内容ではなく、まったく面白くありませんでした。心を知るには体のことを勉強しなければダメだと気づき、これは医学部だなと思うようになったのです。

東田　そのような理由から精神科に進まれた……。

上田　はい。医学部ではすべての科を勉強して、国家試験合格後にどこの科に入るかという選択になります。今では2年間のスーパーローテーション方式（国家試験を合格したあとの初期研修の2年間にいろいろな科を回って勉強していく研修システム）で各科を回らなければなりませんが、当時はそういうものはなくストレート入局でした。関東に帰ってきたかったので、北海道大学ではなく、都内の東京医科歯科大学の研修医になりました。

東田　身近に心を病んでいる方がいたとか、誰かを助けたいとか……。

上田　残念ながら、そういう具体的なことはありません。中、高、大と人付き合いが下手で、友達とか、恋愛とか、親子関係とか、本当に人の心ってどうなっているんだろうと悩んでいました。

東田　人間関係が下手だったのですか。

上田　なかなか人とうまく付き合えなかったのです。

東田　上田先生は、すごくお話が上手じゃありませんか。立て板に水のように話されるので、人とうまく付き合えないなんて思えませんが。

上田 そんなことはないです。それは年齢を経るにつれて、経験で身につけたものじゃないでしょうか。

東田 だって、おモテになるでしょう。中、高、大と、人付き合いがうまくいかなかったとは信じられません。すらっと背が高くて、ハンサムでいらっしゃるから。

上田 実は、僕には心を閉ざしたようなところがあるのです。言われて思い出したのですが、特に高校時代は自分の周りにバリアを張っていて、「僕は君たちとは違うんだよ」と孤高の存在を気取っているようなところがありました。だから、打ち解けて話せる友達が少なかったのです。周りから見たら、ほんとうにイヤな奴だったと思います。今も孤独が嫌いではないけれど、人並みの協調性はあります。それなりに話をしながら、和を重んじてやれるようになりました。

東田 東京医科歯科大学で1年間研修したあとは、東京都多摩老人医療センターで研修をなさったのですね。

上田 はい。当時は東京都の老人専門の急性期病院が2つあって、一つは多摩、もう一つは板橋です。僕は多摩のほう、現在の多摩北部医療センターへ行って、内科で半年、精神科で1年研修しました。それから1回東京医科歯科大学へ戻ったのですが、大学にいたらあまり勉強にならないので、別の精神科の病院に行きました。

東田　プロフィールを拝見すると、東京武蔵野病院精神科、東京都老人医療センター（現東京都健康長寿医療センター）に勤務なさったと書いてあります。

上田　そうです。東京都老人医療センターは、東京都にあったもう一つの老人専門病院で、板橋にありました。小児科と産科以外は全部ある大きな病院です。そこの精神科に5年間いて、日本医科大学精神神経科に移りました。

『治さなくてよい認知症』が大評判に

東田　上田先生は2014年4月に、『治さなくてよい認知症』（日本評論社）という本を出版なさいました。同年6月、朝日新聞『ひと』欄に「薬に頼らない認知症治療を提唱する精神科医」として上田先生が紹介されます。記事に「治そうとしなくていい。治らなくていい。病を持ちつつ生き生きと生活できることこそ大事と、専門医の意識改革を狙う」とあったのです。その頃私は、ある出版社から依頼を受けて『むやみに受診してはいけない認知症』という本を書いていました。抗認知症薬が3薬追加され、どれも増量規定*を設けたため、興奮する患者さんがあとを絶たなくなっていた時代です。要介護認定を受けるには主治医意見書*が必要なため、あらゆる町のお医者さんが認知症と診断して薬を出していた。ほとんどの認知症治療が、こじらせるところから始まる現状を何とかしたいという思いでいっぱいでした。そんな私にとって、上田先生の『治さなくてよい認知症』は希望の灯に見えました。快く取材を受けていただき、じっくりお話を聞いて原稿を書いたまでは良かったのですが……。

上田　東田さんのことは、良く覚えています。あれからどうなさったのか、気になっていました。

東田　書き上げたのに、会議でストップがかかったのです。医療批判だからではなく、私の知名度が低いため、売り上げを危ぶまれたのだと思います。力不足で申し訳ありません。

上田　今回、出版社からこの本のお話をいただいたとき、編集者へこう言いました。「取材していただくのは問題ないのですが、東田さんの主旨に合うかどうか。というのも僕は今、重度の患者さんを診る病院にいるので、薬も使っています。稀《まれ》に最期まで在宅で診られる認知症の方もいますが、ほとんどの人はどこかで限界がきます。そして重度になれば、どうしても病院では薬が必要となってしまいます。外来で診ていた初期の人とは、全然違う認知症を診ています。それでもいいのでしょうか？」と。

東田　当時日本医科大学で精神科の外来をなさっていた上田先生は、初期のアルツハイマー病（歩いて外来に来られる患者さん）を診ていらっしゃいました。私は、今回上田先生からメッセージを受け取り、編集者に、「もし上田先生が了解していただけるなら、かつて初期の患者さんにこのように接していた医師が、今は重度の患者さんを支えるためにこのような毎日を送っている、と両方書くことができるのではないでしょうか。それができれば私は、7年前取材しっぱなしで連絡もとらなかったことへの償いができる気がします。どうか、その方法で話をまとめてください」とお願いしました。近況を伺う前に、当時の上田先生について書いた私の文章を挟ませてください。

【精神科医上田諭医師の提言】

２０１３年10月、京都で開催された日本精神病理学会（当時の名称は日本精神病理・精神療法学会）の大会で、ある精神科医が認知症に対する精神療法（面接療法）の効用について発表した。日本医科大学で精神神経科の講師を務め、付属病院で外来も担当する上田諭医師だ。

上田医師の発表を紹介する前に、現在の精神医学の趨勢を知ってもらう必要がある。日本中の医学部に精神医学の講座はたくさんあるが、精神療法を行う精神病理学派の教授は数人しかいない。残る大多数は、生物学派の教授だ。生物学派（生物学的精神医学）

は、精神の病気を全て脳に還元して考える。彼らは画像所見やエビデンスを重視し、薬物療法を行う一派でもある。人間を脳の働きとして考える生物学派は、いまや精神科の医師の中でも圧倒的多数派を形成している。

少数派である精神病理学派の医師たちは、人の心の動きを面接によって測り、介入していく。日本精神病理学会に集うのは、面接療法や精神分析が得意な医師たちだ。ところが認知症となると、精神療法を行おうという発想がなかった。「何もわかっていない人たちだから、意味ないでしょう」と思われていた。

そこで上田医師は、どういう発表をしたのだろうか。

「高齢のアルツハイマー型認知症の初期から中期に限定した話ですが、認知症の人は自分のもの忘れがわかっているし、つらさも感じています。そんな認知症高齢者を救う（治すのではなく癒す）ことが、精神療法でできるのです。薬によってではなく、会話や対話をすることによって。それが大切だ、という発表をしました」

上田医師は学会での発表前に発表内容を、先輩の精神病理学派の先生に相談した。ところが、まったく理解してもらえなかった。「認知症高齢者に精神療法、できるわけないだろう」と言われた。

実際に発表してみたら、会場内は結構好意的だった。ぜひ上田先生のやり方を、広めてほしいと言われた。みんなどうしていいかわからず、認知症の治療に行き詰っていたのだ。

上田医師の発表は、治療成績をデータ化して示したものではない。自分の経験としてこういう治療効果があると実感している、だからこうしたほうがいいのではないかと提案した。自分が陥った失敗を率直に話し、多くの医師たちの共感を得た。

「会場では、こう話しました。僕もそうでしたが、皆さんこうしていませんか。*改訂長谷川式スケールなどを使って知能検査を行い、何点だから抗認知症薬を出しましょうと言っていませんか。*BPSDで怒りっぽくなったから、この向精神薬を出しましょうと言っていませんか。でもこれじゃ、うまくいかないですよね。いちばん大切なことが、抜けているんじゃないですか」

上田医師が抜けていると指摘するのは、医師が患者と話そうという姿勢だ。うつとか不安障害とかであれば、精神科医は必ず患者と話している。家族が同席していたとしても、必ず本人にどんなことで困っていますかと聞く。それはみんな、できている。

ところが認知症の場合は、話せるかさえ調べようとしない。まずはそこから始めなければ、何もわからないというのに。家族はボケて困っていると言うが、それは本当かどうかが確認されていない。

【認知症の診察だけで見られる不思議な光景】

診察室に入ってきた患者と会話ができない場合、医師は患者の感覚要因（聴覚や話す機能）を疑わなくてはいけない。この人は難聴なのか、*意味性認知症（前頭側頭葉変性症の一種で、言葉の意味がわからなくなる疾患）なのか、失語症なのかを調べる必要がある。

つまり、聞こえていないのか（難聴）、聞こえていても言葉の意味がわからないのか（意味性認知症）、聞こえていて言葉の意味がわかっても、言葉を操れないから返事ができないのか（失語症）を識別しなければ診察にならない。難聴が疑われるなら耳鼻科との連携が必要だし、意味性認知症が疑われるようなら前頭側頭葉変性症の診断と治療ができる医療機関に診てもらう必要がある。失語症が疑われるなら、高次脳機能障害の治療チームへの相談が必要だし、少なくとも身近な言語聴覚士にアドバイスを受けるべきだろう。

しかし、こんなことさえできない（しない）医師ばかりだ。なぜしないのかを問うと、する必要を感じないという返事が返ってくるに違いない。認知症で受診した患者の傍には家族が控えているので、医師は家族と話せば事足りると思ってしまうのだ。

そこで、本人を飛び越して「何に困っていますか」と家族に語りかけ、ＢＰＳＤ（いわゆる問題行動）の話が始まることになる。こうして一緒に受診した家族が本人の問題行動を医師に話し始めると、「認知症の人の顔から表情が消える」と上田医師は語る。突然心が虚ろになったように、遠くを見る目になるというのだ。

「それが、悲しい現実です。認知症の場合本人が、理路整然と話してくれることはありません。そこで医師は、効率を求めてしまいます。本人そっちのけになってしまうのです。家族が言うままBPSDに薬を出している医師は、誰のために治療を行っているのかを考える必要があります。介護者が楽をするために薬を出し、それが治療として成立していいのでしょうか。家族が楽になることも大切ですがその前提として、本人が楽になりイキイキと不快感を持たずに生きる必要があります。本人が認知症だから、家族が困って大変だ。家族のために、本人をおとなしくさせよう。そういう発想自体を、私は変えたいのです」

こう語る上田医師は、初回は1時間くらい時間をとるという。そのうちの半分くらいを、本人との会話に充てる。家族の要望は事前に紙に書いてもらっているので、それを踏まえたうえで本人に聞く。本人がどうして、今日ここに来たのか。本人に聞かなければ、認知機能に問題があるのか、何に困っているのかがわからないからだ。

アルツハイマー型認知症の人は必ず、「私はどこも悪くありません。困っていることはありません」と言う。「じゃあ今日は、どうして来たんですか」と聞くと、「娘に連れてこられたから」などと答える。連れてこられた理由はわかっているのだが、初対面の他人に言う話じゃないと思っている。判で押したように、とりつくろいをされる。

【本人への精神療法がBPSDを消していく】

「そこには悲しい歴史があるのです」と、上田医師は語る。

「認知症になると、普段叱られてばかりです。家族は励ましているつもりかもしれませんが、また叱られたという毎日になります。それを病院に来てまで、先生に言って恥をかきたくはないでしょう。それは十分理解できる、正常心理だと思います。そこで話題を変えて、お生まれはどちらですかと聞きます。学校はどこまで行かれましたか。学生時代は何をしていましたか。どんなことが好きでしたか。そういうことを、聞いていくわけです。本人もそんなことを聞かれたことがないから、認知症だからじゃなくて忘れています。初回のときに人生を聞いて、思い出してもらうのです。何歳で結婚したとか、子どもが何人いるとか。回想法のように思い出して、本人に話してもらいます。間違いは家族の表情を見ていればわかりますが、そこは口を出さないでおいてもらうのです」

こうして本人の得意なことや好きなことがわかり、何を大切にしているかが浮き彫りになってくる。そうやって話していくと、15分20分はすぐだ。少しなごんだところで、上田医師は最後にまた「最近困ったことはないですか」と聞く。するとあふれるように、悩み事が出てくるそうだ。

「そりゃあ、いっぱいありますよ。娘がうるさいし、注意ばかりされるから」

「毎日が、寂しいです。することがなくて、ゴロゴロしています」

そうした言葉を引き出して、気持ちを吐露してもらう。会話を通して、本人を理解する。

これが上田医師の提唱する精神療法だ。単に面接でもいいし対話でもいいが、要は本人に向き合って話に耳を傾けることに尽きる。これが現在の認知症診療でなおざりにされていることは、大きな問題だと上田医師は語る。

それから診断を行うが、本人への告知はしない。家族には別途言うが、それよりも生活へのアドバイスが重要だ。

「たまに車イスの人もいますが、ほとんどの人は歩いて来るのです。〝これだけ健脚なのだから、何か始めましょう〞と得意なことをもう一度始めるよう勧めます。デイサービスやデイケアへ行って、仲間をつくることも大切です。介護保険の申請をしていなければ、申請の方法を家族に教えます」

認知症を発見したときにするべき第一のことは、「本人の自己肯定感や自尊心の傷つきからの回復だ」と上田医師は語る。周囲の人が認知症高齢者に行うべきことは、「そのままのあなたでいい」というメッセージを送ることだ。「忘れてもいいし、できなくてもいい。障害を持った人にそうするように、周りから私たちが支えるから」という思いが伝われば、本人に自己肯定感が蘇る。そのうえで昼夜のリズムがある活動的な日課をつくり、生きがいと楽しみに満ちた生活を実現する必要がある。

【2回目以降の診療はいかに行われるべきか】

2回目以降は1回目ほど時間はとれないが、カルテを見ながら「この前話していた趣味の再開はどうなりましたか」と聞いていく。デイサービスの見学に行くと言ってくれた人には、「どうでした、面白そうでしたか」と聞く。よほど重症の人でなければ、デイサービスに行ったことなどは覚えているものだ。8割くらいの人がデイサービスは楽しいと答えるし、デイに行くと家族が楽になるので叱られることも少なくなる。

聞き出していくポイントは本人がどんな生活をしているか、そして家族がどんな対応をしているかだ。重症でワーワー騒ぐだけの人だと会話が成り立たないが、そうでなければ話は通じるしイヤなことが何かもわかっている。それなのに家族は、徘徊して困るとか興奮して困ると言う。そこで上田医師は、家族に問いかける。

「ではどういうときに、それが起こるのですか。周りの環境に、原因はないですか」

「あなたに原因がないですか」と言えば家族とケンカになるので、言葉は慎重に選ばなければならない。多くの場合、ＢＰＳＤの原因は生活の中にある。

「普段の生活がご本人にとって、つまらないんじゃないでしょうか。むしゃくしゃしているところでガミガミ怒られたら、誰だってイヤになりますよね。家がつまらないから、出て行くかもしれませんよね」

そういうことを、やんわりと家族に話す。マスコミや社会は「認知症になったら終わり、何もできず役に立たなくなる」と断じているので、家族の言葉にもそうしたマイナス要素が出ていないかを振り返ってもらう。家族に否定的な感情があれば、本人がムカムカしてもおかしくない。そのことを理解して、周囲が変わることが認知症の治療では欠かせない。

もちろん家族の言い分を十分聞き、苦労している点は受容することも必要だ。そのうえで、「大変なのは、よくわかります。でもご本人もつらい思いをされているんじゃないでしょうか」という話をする。

上田医師が家族に対して求めるのは、「指摘しない、議論しない、叱らない」を鉄則とするルールだ。それができるようになると、本人の症状が飛躍的に改善されるという。

　おとなしくさせる薬を出してください、と家族が言ってきてもすぐには出さない。そういう議論をしたうえで、危機的状況にあれば安全な範囲で出す。どこかにかかってアリセプト*やレミニール*を飲んでいた場合、まずその抗認知症薬をやめてもらう。これらは興奮系の薬なので、それだけでBPSDが改善することが少なくない。

　2回目以降の診療で問題となるのは、認知症に精神療法を行っても保険点数がつかないことだ。

（中略）

「私が〝ご本人をそういう見方で見ないで、もっとプラスに見てあげてください〟と言うとします。すると必ず〝そうは言っても先生、そんな気持ちにはなれない〟となって時間がかかります。次回家族と話すと、またスタートラインからやり直しです。〝あなたがたが変われば、ご本人はきっと変わります〟と粘り強く説得しなければなりません。ある程度うまくいくようになると、時間が短くなります。〝先生の言う通りにやってみたら、本人が穏やかになってきました。今までイヤだと言っていたデイサービスにも、行ってくれるようになりました〟という変化が出てくると、時間は短くて済むのです」

【生活を診ないのは治療放棄である】

上田医師の意見が他の専門家と一線を画しているのは、認知症について「脳の病気であると同時に、心の病気でもある」と喝破している点だ。多くの精神科医は「脳が器質的に変化したために認知機能が低下し、そこからBPSDが生じる」と考えるが、上田医師はその考えに異議を唱える。

「初期から中期のアルツハイマー型認知症のBPSDは、かなりの部分が環境や周囲の無理解に対する反応です。したがって本人の心情を理解し、適切な介護で対応しなければなりません。それなしでは、どんな薬も効かないでしょう」

必要なのは脳と心を両方診られる医師だが、現実にはとても少ない。脳の専門家は多いが、本人の生活や気持ちを考える習慣がない。日本精神病理学会の医師たちは心の研究家であるはずなのに、認知症になるとなぜか脳学者になってしまう。「認知症って、脳の病気でしょう。薬を出したら、あとはできることないよね」と言って、本人の話を聞かない。

上田医師の著書には、「生活を診ないのは治療放棄」と書かれている。認知症の専門医は、次の順番で治療に当たるべきだと言うのだ。

①正確な診断。なかでも「治る認知症」の除外診断。

②本人と家族への生活指導・介護指導。日中のすごし方、食事、睡眠、楽しみ、不満などを本人や家族から聞いたうえで、規則正しく張り合いのある生活をつくる相談を行う。認知症の受け入れ方、本人に対する家族の接し方の指導もここで行う。

③認知症の薬物療法。認知機能の低下を抑える抗認知症薬、BPSDを抑える向精神薬、神経の高ぶりを抑える漢方薬（抑肝散）などの処方を検討するが、安易には処方しない。

私は介護ライターとしての経験上、医師が書いた認知症の本でここまで介護寄りの本はなかったと思う。感動したので、引用させていただく。

「なぜ薬物療法よりも生活指導・介護指導が優先するのか。それは、生活指導を行わずに抗認知症薬を処方しても無駄だからである。生活リズムが整い、役割や楽しみのある生活があるからこそ、抗認知症薬の症状進行防止効果が力を発揮するのであり、リズムの乱れた無為な生活をしていれば、どんな新薬も副作用は出ても薬効は出るわけがない。

同様に、介護指導を行わずBPSDに対して向精神薬を出しても有害なだけである。

　このような生活指導・介護指導は、面接による治療、すなわち精神療法（または心理療法）の一種であるが、得意なはずの精神科医もいまだほとんどできていない。なかには〝医者のすることじゃない〟という呟きすら聞こえる。たしかに医師がしなくてもいいかもしれない。その場合は、臨床心理スタッフやケアマネジャー*ら、できる人なら誰がやってもいい。しかし、これはもっとも重要な認知症の〝治療〟なのである。医師がそうした関与や調整も何もせず、薬剤だけを出してよしとするなら、それは〝薬の販売機〟にしかなれない医師の〝治療放棄〟というほかない」


【認知症に対する社会のイメージを変えたい】


　2017年2月になって、私は初めて上田医師の講演を聞くことができた。「認知症治療とケアのあり方を再考する」と題した、埼玉県川越市での一般向け講演だった。

　そこで上田医師はかつてのベストセラー小説、有吉佐和子《ありよしさわこ》の『恍惚《こうこつ》の人』（1972年）を批判した。年をとってボケたらこんなひどいことになるのかと、社会に認知症の悪いイメージを植え付けた小説だ。

『恍惚の人』が発表された45年前の日本人の平均寿命は60代後半、今より20歳も若いので多くの人は認知症になる前に死んでいた。次に上田医師はスライドに「年齢層別の認知症有病率」を映し出し、80代後半になると認知症の人が同年代の過半数を超えることを示した。認知症でない人の方が特別になるのだから、これが病気だと考えるのは無理があるという主張だ。過半数を超える80代後半からは、特別な病気と考えないほうがいい。普通の老化現象だと考えたほうがいいと語る上田医師の話に、会場の参加者は深く頷きながら聞き入っていた。

「ある家族から、こう言われたことがあります。3年くらいお母さんを介護していた娘さんです。その娘さんは、認知症はちゃんと薬を飲んでいれば良くなると思っていたのだそうです。だからお母さんが違うことをすると、ダメじゃないのと言い続けていました。あるときその娘さんは、治らないことがわかったのです。そこで〝認知症が治らないとわかっていたら、こんなにつらくなかったのに〟と言いました。割り切ることができたし、やさしく接することもできたはずだと……。認知症を治そうとしていた間、娘さんはつらかったでしょうがもっとつらかったのはお母さんです。早く良くなりなさいと、言われ続けたのですから」

「認知症は、治らない障害です」という言葉に続けて、上田医師はあるパラリンピック陸上選手の例を挙げた。右足を20歳のときに骨肉腫で切断された女性だ。ブログを読むと、「死ぬことを考えた」という。それが今では「足を失くしたことが良かった」とさえ言っている。なぜかというと、「いろんな人が助けてくれ、愛情をいっぱいもらったから。いたわりの気持ちを、すごく感じられたから」。

目に見える障害のある人に会うと、助けようと思うのが人の情だ。ところが認知症の人に対しては、そういう気持ちにならない。間違っていますよと、厳しく指摘する。なぜか治さなければいけないと、誰もが固く信じ込んでいる。

「いま国は認知症の国家戦略をつくって、認知症を何とかしようとしています。しかし私は、もうそんな考えではやっていけないと思います。今までのやり方では、世の中が困った人だらけになるからです。認知症をことさら問題視してはいけません。長寿になった証しなのですから、なってもいいと思いましょう。必要なのは認知症になっても、楽しく生きられる社会をつくることです」

上田医師の話を聞きながら、私も会場で深く頷いていた。

「高齢者うつ」の治療には薬が必要

東田　日本医科大学から、どこへ行かれたのですか。

上田　日本医科大学には10年いました。最初は助教、それから学位というか博士号を取って講師になりました。僕が50代の10年間、49歳から59歳くらいまで日本医科大学にいました。ある事情があってそこを離れて、東京医療学院大学保健医療学部で精神医学の教授になりました。3年間いたのですが、やっぱり臨床をやりたいと思って、2020年から戸田中央総合病院へ移りました。

東田　メンタルヘルス科の部長さんという肩書でしたね。「リエゾン（liaison）診療」を行っておられた。これはどのようなものですか。

上田　身体各科の入院病棟での精神症状に対して、他科と連携し治療するのが精神科のリエゾン診療です。精神科医は僕一人で、精神科の病室、病棟もありません。一般の科の病棟を回って、精神疾患を発症した方、あるいはもともと持っていた方を診ていました。高齢者が身体疾患で入院すると、かなりの確率で精神変調を来すのです。入院患者の3割とか、ＩＣＵに入ったら5割とかがせん妄という症状を起こします。それに対応するのがリエゾン精神科医です。

東田　その頃、2021年6月に出版されたのが『高齢者うつを治す「身体性」の病に薬は不可欠』（日本評論社）という本ですね。このタイトルを見て「あれ？」と思いました。以前は薬を使わないとおっしゃっていたのに、上田先生は変わってしまわれたのかなと……。

上田　僕が変節したというわけではなく、認知症に対するスタンスとうつ病に対するスタンスがまったく違うということです。

東田　『介護のみらいラボ』というサイト内に、「うつ病の身体的苦痛」について語る上田先生の発言がありました。２０２１年2月のものです。「高齢者のうつ病は、精神的苦痛だけでなく身体的な苦悶《くもん》感が伴うことがほとんどである」と。体のつらさを薬で取り除いてあげれば、精神症状が良くなるということですか。

上田　ちょっと違います。というか、その逆です。体のつらさ自体が精神のうつ状態から出てきているのです。その証拠に体のつらさを訴えて、いくら優秀な病院に行っても何も悪いところは見つけられません。「胸が苦しい」とか「お腹が痛い」とか「頭が痛い」とか訴えるんだけども、「あなたはどこも悪くない」と言われて帰されるわけです。すると家族も本人に対して、一気に冷たくなります。あちこち受診する間、本人はずっと苦しんでいる。点滴をしても何をしても治らない。それは、うつ病だからです。そういう高齢者のうつ病があります、ということが言いたかったのです。うつ病は検査結果のどこにも現れません。それをちゃんと精神科がうつ病だと認めてあげて、「あなたは薬を飲めば治りますよ」と言ってあげなくてはいけないわけです。

東田 先の記事で上田先生は、「身体的に苦しい人がいて、どうしても原因がわからなかったら、精神科に紹介してほしい。うつ病と診断して、抗うつ薬を0・5ないしは1錠内服すれば、5日から10日で改善することも稀ではない」と。この低用量ですよね。しかし、これが普通ではないんじゃないかなと思いました。連れて来られた精神科に上田先生がいらっしゃれば、こういう低用量の治療をなさると思うのですが。こじらせて精神科の病院に連れてこられた方は、非常に大量の薬を使われるか、もしくは身体抑制されるか。必ずしも良くなっていかないのではないか、という心配があります。

上田 そうでもないです。うつ病の方は暴れたりしませんし、つらくて寝ていてごはんも食べたくないという人が多いので、入院しても縛られるということはまずないし、いきなり大量の薬を出すというのも最近の医者はしません。今は、1日に1回飲めば効果のある薬というのがたくさんあるので、まず1錠を飲む。私だったら半錠から処方しますけど。それでダメだったら2錠、3錠と増やしていく、というやり方をします。ここに私が書いた「0・5錠とか1錠でいい薬」というのは、大体の医者はみんなわかっていると思います。それをちゃんとやれば治る場合が多い。だから精神科の扉を叩いていただきたいのです。

東田 処方するのは、抗うつ薬ですか。

上田　はい。ただ、それで治らなかったときに、治そうと思って追求していく姿勢が精神科医に足りないのです。なぜそうなるのかという原因は、やっぱり高齢者だから。若い人だったら、仕事に行けないとか、家族を養っていけないとかいう深刻な状況になるので、何とか治さないといけないのですけど。「高齢者だから、寝ていればいいでしょう」とか、「これだけ元気だったら、まあいいでしょう」と言われることが大きな問題としてあります。

もう一つは、この本の中にも書きましたが、認知症と間違えて、「認知症の症状だから治りません」と言われてしまうこと。認知症の可能性はもちろんありますけど、認知症は基本元気なので、苦しい症状というのは多くは出ないのです。なのに、いろいろやっても治らなければ、認知症のせいにされ、「これは認知症だから治らない」と投げ出されてしまうケースがあります。許されないことです。

東田　高齢者のうつ病には身体性の症状が多いということは、戸田中央総合病院時代に発見されたのですか。

上田　それは研修医の頃から経験していました。自分の診療の中で、いろいろな病院にかかっても良くならなくて、「治りません」と言われたり、追い出されたりして来られる方がすごく多いと感じたので、それを本に書こうと思ったのです。本を書いてから、各地の患者さんからの問い合わせが来たり、実際に遠くから来られたりした方もいます。

コロナ禍の精神科病院の実態を知り、再び病棟へ

東田 2022年4月からこちら、特定医療法人研精会「東京さつきホスピタル」（東京都調布市）に転職されたのは、どのような理由からですか。

上田 2021年7月31日にNHKのEテレで『ドキュメント 精神科病院×新型コロナ』という特集があったのです。都立松沢病院（東京都世田谷区）という898病床の大きな精神科病院が、各地の精神科病院でコロナになった患者さんを引き受けていました。

その過程で、周辺の精神科病院がいかにひどい処遇をしているかが次々と明らかにされていくという内容でした。やってくる患者さんの状態が、あまりにも悪すぎる。骨まで達した床ずれがいっぱいできて、手がつけられない人ばかり。どうしてこんな状態になったのかを調べていくと、多くの精神科病院で非人間的な扱いが行われている実態が明らかになりました。コロナになった人ばかりを大部屋に押し込めて外カギをかけていたり、医師の診察なしで身体拘束《こうそく》が行われていたり。大部屋にぎっしり布団を敷いて、真ん中にポータブルトイレを一つ置いて、カーテンも間仕切りもない。ナースコールもない。オムツを何日も替えていないので、便がすごい状態になっている――こういったことが、首都東京の精神科病院で行われていることを知って、僕はショックを受けたのです。その番組の中

では、コロナの治療を終えた患者さんたちを元の精神科病院に帰してもいいものだろうかと議論する松沢病院の先生たちの姿が映されていました。治療が終わったら次の人が来る。結局、元の病院へ戻すしかない。行き先がないわけです。

そういう精神科病院の実態があることを僕は知りませんでした。それを見て、「自分は精神科医としてなんとかしなければいけない」と思いました。精神科医でありながら、こんな状態の精神科病院があることを放置してはいられないという思いが湧いたのです。精神科病院に移って、病棟の患者さんを診る仕事に戻ろうと決心しました。

東田　「東京さつきホスピタル」は156床ということですが、すべて精神科の病床ですか。

上田　はい。急性期の精神科病床、認知症の入院病床、児童・思春期の入院病床に分かれています。日本には10年以上も入院しているような慢性期の精神科病床が多くて、それが社会問題にもなっています。この病院にも慢性期病床があったのですが、2022年に全廃しました。長期入院していた方々を地域に帰して、児童・思春期病床に切り替えたのです。「地域で暮らす、地域で支える」をコンセプトにして、入院のほかに外来、デイケア、作業所、カフェ、訪問事業、地域生活支援センター、グループホームなどが隣接した医療・福祉総合施設となっています。

東田　上田先生はここの認知症病棟の担当医で、外来も受け持っているのですね。この病院の改革に関わられたのですか。

上田　改革の動きは、私が赴任する前から進んでいました。ここの院長が僕の東京医科歯科大学での最初の研修の1年先輩だったのです。精神科病院で働きたいと相談したときに、ちょうど認知症病棟の医者が足りないということで、ここの常勤医になりました。

東田　ＮＨＫのドキュメンタリーを見て、病床勤務を希望したというのはすごいですね。実際に一念発起してここへ来られて、その選択は正しかったと思いますか。

上田　自分の気持ちに正直に動いたのは正しかったと思いますが、精神科医療を変えるようなことは何もできていません。ここで患者さんたちに、自分なりの誠意ある医療を提供しているだけです。幸いこの病院では一定の質を保ったケアが提供できています。ほかの病院でも、あまりにもひどい病棟生活を強いられている患者さんが少なくなってほしいという思いはありますが、具体的には手が付けられていない状態でいます。

東田　その後、東京八王子にある精神科病院で、虐待が行われていたという報道もありました。

上田　もちろん、ああいう暴力とか虐待は本当に許されないことですが、あの病院を周りの医療関係者や行政が頼っている部分もあると思います。精神疾患に加えて人工透析などの必要な患者さんに対応してくれる都内でも数少ない病院ですから。自分たちにできないことをやってもらっているというか、押し付けているというか。だから精神科医は、厳しく正義を振りかざしてああいう病院を責めることは、なかなかできないんじゃないでしょうか。ああいう病院がなくなったら、行き場がない患者さんがいっぱい出ると思います。

私の精神科医嫌いを治した先生

東田　精神科医療には、問題が山積しているのではないでしょうか。日本の人口は世界の2％を切っているのに、世界の2割の精神科の入院病床（27万床）が日本にあります。精神科特例で医者は通常の2分の1、看護師は3分の2でいいという配置基準の緩さもそうです。集団感染を想定していなかったツケが、今回の新型コロナで出ました。

上田先生がご覧になった先のドキュメンタリー番組では、当時、都立松沢病院の院長だった齋藤正彦《さいとうまさひこ》院長の言葉が印象的でした。「世の中に何かが起こったときに、ひずみは必ず脆弱《ぜいじゃく》な人のところに行く」という。

一方で、日本精神科病院協会（日精協）の山崎學《やまさきまなぶ》会長は、「我々は医療を提供しているだけでなく、社会の秩序を担保している」と精神科病院の意義を強調しています。山崎会長は、かつて日精協の機関誌に「精神科医にも銃を持たせてくれ」と書いて問題となった人物です。日頃から精神科病院での身体拘束や隔離《かくり》・収容政策について肯定的な発言を繰り返してきました。つい先日も、新聞のインタビューで身体拘束について問われ、「なぜ心が痛むの？」「地域で見守る？　あんたできんの？」と記者を挑発していました。このように精神科病院にはさまざまな問題がありますが、上田先生は精神科医療でなく認知症医療に限って言えば、近年良くなってきたとお考えですか。

上田　そう思います、僕が声を上げていた頃（『治さなくてよい認知症』が出版された2014年頃）に比べると、本人の声に耳を傾けて本人に寄り添う傾向や環境が整ってきたように思います。昔はテレビなんかでも、「認知症になったらこんなひどい目に遭う」というような、悲劇的なことばかり取り上げて恐れを増幅させていましたけど。

東田　当たり前の病気になってきた感じはしますね。高齢化が進んで。昔はもっと特殊な病気だったような気がします。

上田　ただ、薬を期待する声は依然ありますね。エーザイが開発しているアデュカヌマブ*とかレカネマブといった薬が出ると、これで治るという期待感がワーッと盛り上がるわけですよね。それはちょっとマスコミが持ち上げすぎだし、いろいろな課題があってそう簡単にはいかないのに。それにあの薬は認知症になって時間の経った方は対象外です。認知症のごく初期、なる前（プレクリニカル期）を対象にしています。そういう限定があるのに、そういうことはあまり知らされず、「認知症が治る薬ができた」「夢の薬だ」というところにみんな飛びつくのは問題だと思います。

東田　取材前に編集部から上田先生へ「身体拘束はしていますか」という質問をさせていただきました。お答えは「それはしていません。したくありません」というものでした。入院患者さんで胃瘻《いろう》をしている方はいらっしゃいますか。

上田　胃瘻は基本、ないです。ここでは胃瘻を造設する手術ができないので、胃瘻にするならできる病院へ移らなければなりません。もし胃瘻をつけた方が入院して来られたら、管理はできます。ただし、定期的な交換はご家族の手を煩わせることになります。ご家族がどうしても胃瘻にしたいと希望されれば考えますが、こちらからはお薦めしません。うちでは、点滴にしても末梢《まっしょう》点滴という薄い点滴しかやっていないんです。胃瘻で直接、胃に栄養を入れると、唾液が増えて結局ゴホゴホとなって誤嚥《ごえん》性肺炎を起こす可能性が高まります。高齢で嚥下機能が衰えている方に、胃瘻はやらないほうがいいと思います。ますます本人を苦しめるというか、つらいことになって命を縮めてしまいますから。ご家族には、そうしたリスクをよく説明します。

東田　以前取材させていただいたときは、外来で初期の患者さんを診ていらっしゃいました。今は病棟で重度の患者さんを診ていらっしゃいます。変わってしまわれたのかと心配

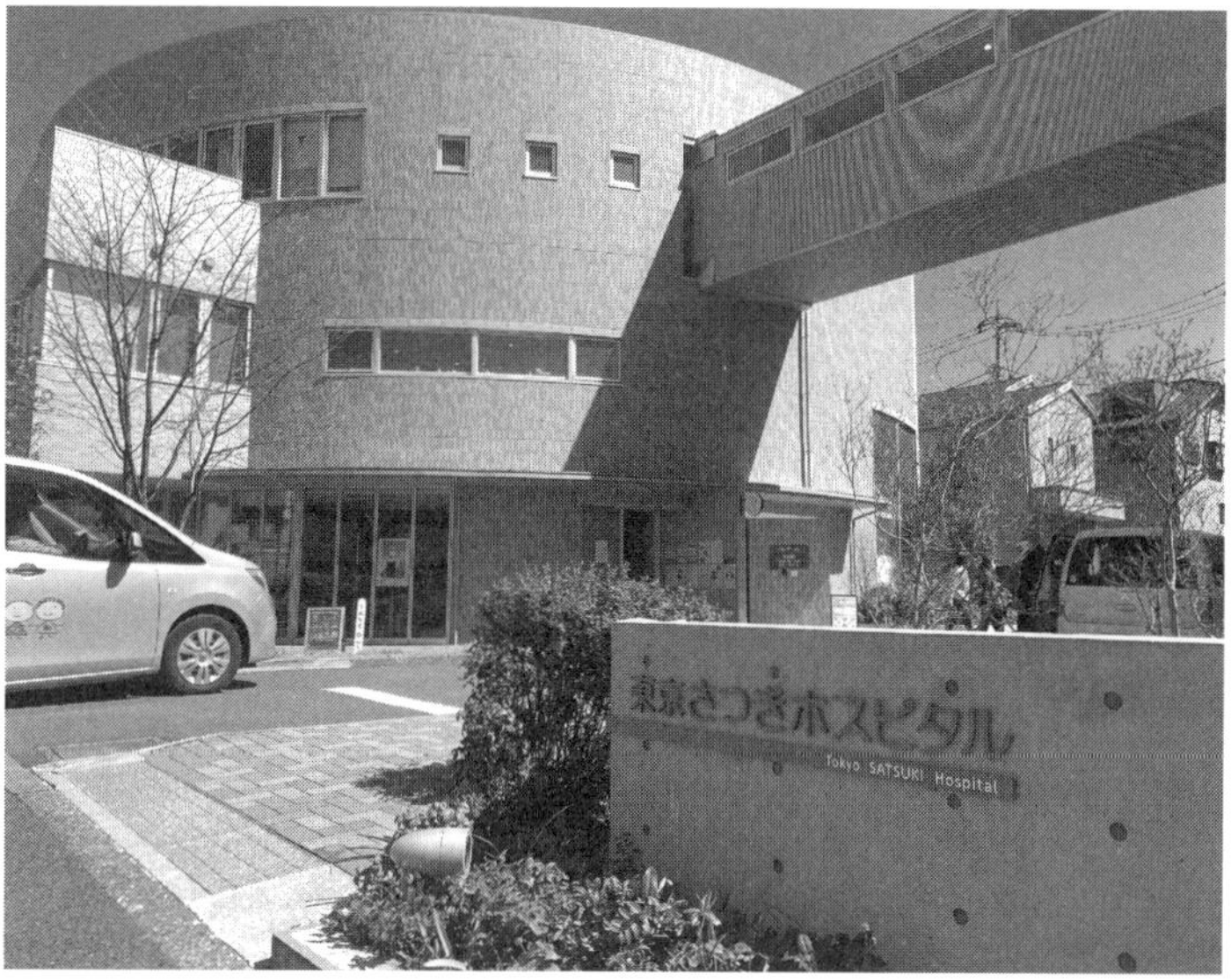

しましたが、やはり同じ上田先生でした。目の前の患者さんに丁寧に接しておられる点は、以前と少しも変わっていないと感じました。私は介護ライターとして、介護職を対象としたセミナーの講師を務めることがあります。長ければ午前中2時間、午後2時間という1日セミナーで、「認知症ケアが上達する薬の知識」といった話をするのです。そんなセミナーの最後は、いつも上田先生の『治さなくてよい認知症』の紹介で締めくくります。

そして、「私は上田先生に出会うまでは、精神科医が嫌いでした。カギのかかる部屋に閉じ込めたり、拘束したり、薬でおとなしくさせたりするイメージしかなく、介護の邪魔をするだけにしか見えなかったからです。でも、上田先生と出会ってからは、こんな精神科医もいるんだと知って、希望を持つようになりました」と話します。本書のインタビューでは、私を治してくださった先生に再会できて有意義でした。

■インタビューを終えて

取材の最後に、私は上田先生に一束の原稿を渡しました。2016年に私が書いて発表できなかった本『むやみに受診してはいけない認知症』の中の一つの章、上田諭医師について書かれた原稿です。

「これを一部、今回の本でも使おうと思っています。昔、上田先生がなさっていた〝認知症高齢者への対話療法（精神療法）〟と、今の上田先生の病棟での取り組みとを併記したいのです。以前書いた原稿が間違っていないか、チェックしていただけないでしょうか」

そうお願いした私に、数日後メールが届きました。次のような内容でした。

【東田さん。

いただいた原稿、拝読しました。よく書いてくださっていると思います。

ただ、2カ所修正希望があります。一つは、精神療法で保険点数が取れない、というくだりです。当時はそうだったのですが、現在は認知症の診断でも保険点数がとれるようになりました。再診以降、5分以上で330点（たしか）、つまり3300円診療報酬を診療側がとれます。初診は61分以上でたしか600点くらいです。他の精神疾患と同じになりました。

もう一つは、冒頭の精神病理学会の記述の箇所。当時は、ほとんどの医師が「認知症に精神療法なんて無理」という意識であったことは間違いありませんが、最近は、変わってきています。私の主張が功を奏したという訳ではなく、上記のように制度上も精神療法で収益がとれることになり、認知症の人にも精神療法を意識する医師が増えています。もちろん本当に耳を傾け語るということができる医師が少ないのは同じですが。以上の点、配慮をお願いいたします。　上田 諭】

本文の引用部分は、このような経緯で掲載されることになりました。

［第5章］

その人を囲む家族に笑顔が戻るように

白土綾佳

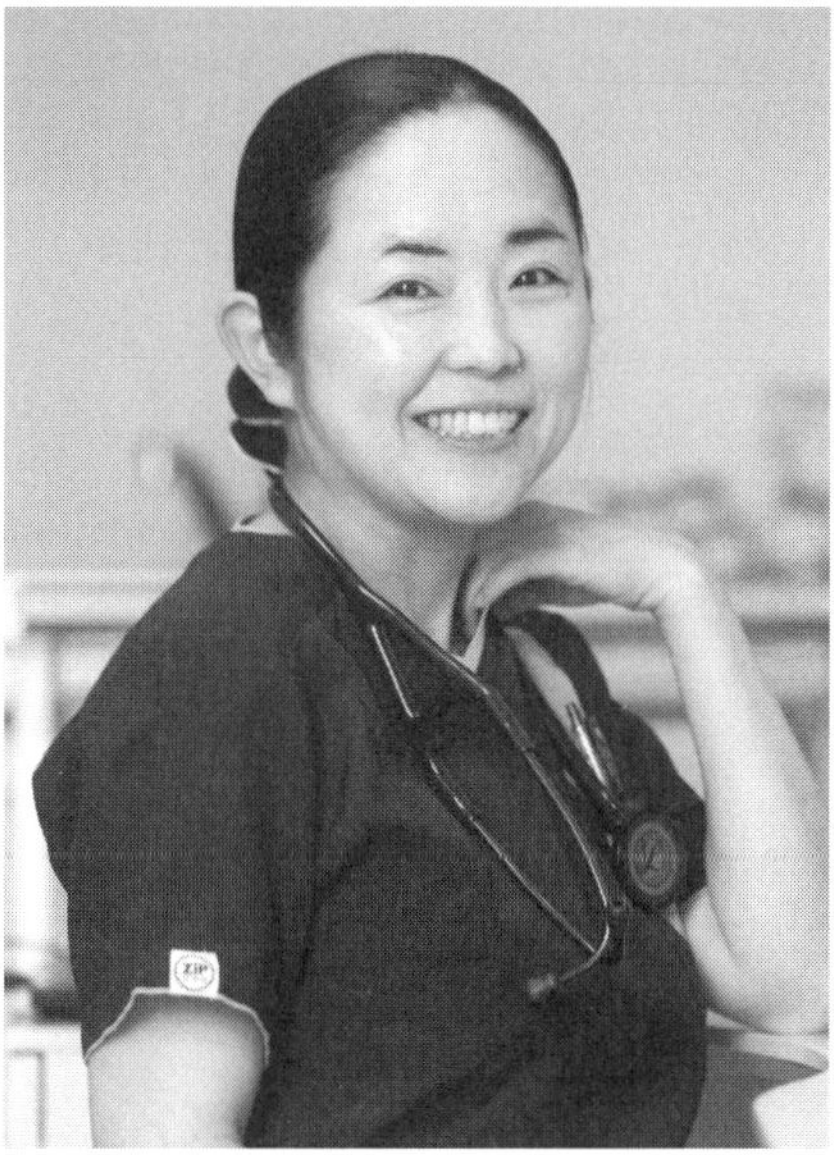

しらど・あやか

静岡県清水市で生まれ、千葉県柏市で育つ。2003年自治医科大学卒業後、茨城県立中央病院にて初期研修。北茨城市立総合病院、城里町七会診療所を経て2009年から笠間市立病院に勤務。2017年、笠間市に「あやか内科クリニック」を開業。同クリニック院長。内科認定医、プライマリ・ケア認定医、コウノメソッド実践医。認知症の方と家族が笑顔でいられるよう情報発信中。

本章写真／高岡 弘

自治医科大学を出て地域医療の途へ

白土医師は、静岡県清水市の社宅で商社マンの父親と専業主婦の母親との間に生まれました。二人姉妹の次女です。３歳のときに千葉県柏市へ引っ越し、そこが白土医師の「地元」になりました。10歳からの３年間、父親の仕事の都合で中国北京に滞在しています。実家は柏市（千葉県の茨城県側）ですが、高校は取手市（茨城県の千葉県側）の私立江戸川学園取手高等学校に入学しました。茨城県で一番偏差値が高い高校です。

医学部を受験した動機を、白土医師はこう語ります。

「子どもの頃から、人とコミュニケーションを取るのが好きでした。だから人と話すことができる仕事、それが楽しい仕事に就きたいと思っていました。どんな仕事も当てはまっちゃうかもしれませんが、私にとってはそれが医者だったのです。自分の中で言語化していませんでしたが、人との触れ合いにやりがいを感じたのだと思います。たとえば教師という仕事も、いいなとは思っていました」

現役で自治医科大学医学部に進学した白土医師は、６年間で学部を卒業したあと、茨城

県立中央病院で研修医になりました。自治医科大学は高校がある県で受験するので、取手市の高校だった白土医師は茨城枠で入学したのです。その後は、「医療の谷間に灯をともす」という自治医科大学のモットーに従って、地域医療に従事しました。

「自治医科大学には義務年限というルールがあります。在学日数の1・5倍、ストレートにいけば6年間の1・5倍で9年間、御礼奉公をすることが決まっているのです。9年間は言われた通りに、茨城県内のいわゆる僻地《へきち》の病院に派遣されて働くことになります」

義務年限を勤め上げれば、6年間の学費が免除される仕組みです。それを過ぎればどこへ行ってもいいので、専門性を高めたい医師は他県の大きな医療機関へ移る傾向があります。白土医師が茨城県に留まったのは、最後に勤務した笠間市立病院の居心地が良かったからでした。

「敷地の中に医師住宅があったのです。子どもが生まれたときに、敷地内に住宅があれば、子どもがいる状態で宿直や夜勤ができます。医師住宅は、戸建の平屋です。義務年限（9年間）の最後の3年間が笠間市立病院で、そのあとはどこへ移ってもよかったのですが、そのまま勤務を続けました。結婚したのは城里町七会《しらさとまちななかい》診療所にいたときで、その後笠間市立病院に派遣になってすぐ最初の子どもが生まれたのです。笠間市立病院にいた7年間に3人の子どもを産み、育てました」

研修医時代は、消化器内科専攻でした。胃カメラをやってみたときにすごく医者らしいことをやっているという満足感があったといいます。しかし白土医師は、胃カメラをやっているから100％消化器内科しかやりません、というのではありませんでした。「胃カメラもできる町医者」を目指すことを決めたそうです。

白土医師は、なぜ町医者でいこうと決意したのでしょうか。

町医者として生きていこうと決める

一つの転機は、笠間市立病院で義務年限を終えた卒業9年目に訪れました。改めて消化器内科の専門医を目指すのか、このまま町医者を続けるのか、決断しなければなりません。

白土医師は町医者として生きていくことを決め、笠間市立病院に残ることにしました。

スタッフや患者さんに温かく見守られ、子育てがしやすかったのが理由の一つでした。もう一つの理由は、それまで9年間田舎の病院にいたことで、地域が総合医を求めていることに気づいたからです。自己紹介するYouTube動画で白土医師は、「体全体の総合診療医としての仕事は奥が深く、やりがいや喜びがあります」と語っています。

ただ、課題だと感じていたのが認知症でした。

東田　町医者でいこうと考えたときの一つの課題が認知症だった。これはいくつかの病院で働いているあいだに、多くの認知症の患者さんに出会われたということですか。

白土　そうですね。ずっと田舎の病院にいると、小児科とか産婦人科をやるのでなければ、大概はご高齢の患者さんが多くなります。かつ、がんであろうが肺炎であろうが、診察を受ける方の多くが認知症を持っていらっしゃる、という状況でした。関わりたいとか関わりたくないとかいう以前に、当然のように認知症の方々と出会ってしまうことが多くなりました。

東田　それで、専門書を読んで勉強なさったのですね。

白土　ちゃんと勉強してみようと思って、学会誌などを読んでみましたが、あまりパッとしませんでした。読んですぐ次の日から使えるような知識が身につかない実感があったので、最初これは福祉の領域というか、医療は手を出せない分野なのかなと思いました。ちゃんと*主治医意見書を書いて、介護に繋ぐのが町医者の仕事なのかなと思ったくらいです。そんな状態で、河野《こうの》和彦《かずひこ》先生の『認知症治療28の満足　後悔しないためのベストの選択』（女子栄養大学出版部）という本に出会いました。本屋さんでたまたま見つけたのですが、運命的な出会いだったと思います。

東田　認知症の治療法が、本当に具体的に書いてありますよね。河野先生のブログ（『ドクターコウノの認知症ブログ』）なども読まれたのですね。

白土　そうです。

　白土医師は当初、河野医師のブログで勉強しようと考えましたが、内容が高度過ぎたので教材を河野医師の著書に切り替えたそうです。河野医師の本を何冊も購入し、コピーして切り貼りし、自分だけのマニュアルをつくり上げました。私がお手伝いした『完全図解　新しい認知症ケア　医療編』（講談社／著者：河野和彦、編集協力：東田勉）もお役に立ったようです。

東田　河野先生に最初に会われたのはいつ頃ですか。

白土　笠間市立病院で「もの忘れ外来」を始める直前に、一度勉強会に行きました。講演を聞いたあとで思い切って先生のところに行って、茨城でコウノメソッド実践医をやろうとしているんですって話したら、「ふーん」みたいな感じで軽くスルーされまして（笑）。大きく背中を押していただこうと思ったんですけど、あまり関心がなさそうで。多分そういう医師がたくさんいるので、どこまでやる気なのかわからないからでしょうね。

東田　コウノメソッドのどこが目からウロコだったのですか。

白土　それは、「良くなる」と書いてあったからです。本には薬の細かな用量が書いてあり、写真付きでビフォーアフターの例も載っていました。最初は、そんなうまい話があるわけないだろうと思って、見なかったことにしようとしたのです。しかし、肺炎で入院したら大声で暴れている人とか、体のいろいろなところに薬を貼ってしまった人というような、大変な話を聞いていましたので、放ってもおけなくて。一方で認知症が良くなるなんてそんなうまい話はないはずだし、町医者がちょっと勉強しても専門医でもないのに上手にできるわけがないと思っていました。が、知ってしまった以上、ためらいましたが、やってみようと決心しました。

東田　当時、白土先生は勤務医でいらっしゃいましたが、ご自身の判断でしたか。

白土　あ、それをうっかり事務長に話してしまったら、その事務長がイケイケの人だったので、じゃあうちの病院でやろうとなって。それであとに引けなくなりました。

笠間市立病院に「もの忘れ外来」をつくる

コウノメソッドの実践医は全国にいますが、公立病院でコウノメソッドに準拠した「もの忘れ外来」ができるのは画期的なことです。経緯を詳しく聞きました。

東田　笠間市立病院の中に「もの忘れ外来」をつくられたのは2013年の秋ですね。この話は、病院内ではすんなり受け入れられたのですか。

白土　自分の中では、どこもやっていない新しいことを研修も受けずにやることへのためらいの期間が長くありました。病院の体制としては、当時の事務長が何か病院として小さくても新しいことをやりたいという意欲のある方で。飲み会か何かの席で、私が「今こういう勉強しているんですよ、あまりお金もかからないで始められるらしいです」と話したら、じゃあそれをやろうとなって。セッティングを先にしてくださり、話が進んでいきました。

東田　院内で勉強会もなさったのですね。そのときは、河野先生のスライドを使われたのですか（河野医師は、自身のスライドや著書の引用を許していた）。

白土　いえ、コウノメソッドの勉強をした内容を、自分でスライドにまとめました。自分の勉強のためと、あとは、「こういうことをしたいんだ」というのを看護師さん、薬剤師さん、職員さんやほかのドクターにもわかってもらいたくてまとめました。

東田　看護師さんたちの印象は非常に良かったとか。それで、内科の外来とは別に「もの忘れ外来」をつくったのですね。

白土　そうです。一応、予約枠を設けて。

東田　コウノメソッドをやるには、グルタチオン*の点滴とか、フェルガードなどのサプリメントを使うことになりますが、病院の承諾は取れたのですか。

白土　まったく問題はなかったです。スルッと通るのが普通なのかなと思っていましたが、あとになってから周りの人に、よく公立病院なのにＯＫが出たねと言われて、ああ、そういうものなのかって。

東田　やはり、コミュニケーションが上手なんじゃないですか、白土先生は。

白土　いいえ、笠間市立病院で一緒に働いていた薬剤師さんが、認知症治療研究会（河野和彦医師が世話人をしていた学会）でも発表していたような方で、私がこういうのをやりたいんですと言ったら協力してくださったのです。この薬剤師さんの力はすごく大きかったですね。患者さんのご家族への家庭天秤法（後出）の説明とか、リバスタッチパッチ*の注意とかも、その薬剤師さんに全部お願いしていました。

東田　もの忘れ外来の予約は、最初から入りましたか。

白土　最初は急に大きく始めるのが怖かったので、かかりつけの方とか、入院されている方に一人ずつ声を掛けてコウノメソッドをやらせていただいたのです。

東田　ご家族の了解を取って、コウノメソッドを適用されたのですね。

白土　「こういう勉強をしているので、診させていただけませんか」とお願いし、一人ひとりマニュアルを見ながら薬の調節を行いました。そうすると、状態が良くなる患者さんが続出したのです。中でも忘れられないのは、精神科で薬を出されていたご高齢の女性でした。尿路感染症で入院されたのですが、ムチャムチャムチャ……と意味のない言葉を言い続けるばかりで、まったく意思疎通ができません。その女性に薬の調節をしたところ、退院して自宅へ帰る日に私の手を握って「あんたの手は温かいね」と言ったのです。自分でも信じられないくらいの劇的な改善でした。それまで半信半疑でしたが、「こんなにも良くなるのか」と衝撃を受けました。この治療は本物だと、コウノメソッドへの確信が生まれ、のめり込むように勉強を始めました。

東田　茨城新聞に白土先生の記事が出たのは2014年の1月8日でしたね。

白土　そうです。事務長が、そんなにいいものなら広く知ってもらおうと、マスコミにプレスリリースを流してしまわれました。始めて3ヵ月くらいしか経っていなくて、マニュアル片手にやっている段階で、いきなり茨城新聞の取材が来てしまったのです。「県内初のコウノメソッド実践医」「笠間市立病院にもの忘れ外来」と書かれました。すると電話が鳴りっぱなしになって、予約枠が3ヵ月くらい先まで埋まってしまいました。実力よりも先に知られてしまった感じです。

東田　テレビにも出られましたね。

白土　テレビはそのあとです。入院されている方の薬のコントロールをしている様子などが取材されました。

病院嫌いの医師がつくった、消毒液の臭いのしない診療所

東田　このクリニックを立ち上げたのは2017年ですね。開業しようと思われたのはどういう経緯からですか。

白土　市立病院はすごくやりやすくてバックアップしてくださったんですけど、認知症の患者さんにとっては、こうしたほうが親切かなとか、患者さんのためにやりたいことが出

てきました。組織としての決断と自分のしたいことにズレが出始めたので、それだったら一人でやっちゃおうかなと。たとえば、市立病院では来た人から順番に診ていくシステムでしたが、そのせいで私が辞める直前には、外来が2時間待ちになってしまったのです。
認知症の患者さんは2時間も待てないので、ソワソワしちゃって「待ちきれないので諦めます」と離脱してしまう人が少なくありませんでした。認知症の患者さんは、再診でも予約が取れるシステムじゃないと……そういう提案をしてはいたのですが、やはり組織としては難しい。自分ならこうしたいなという思いが募って、自分で始める決心をしました。

東田　今のお話は、笠間市立病院の「もの忘れ外来」のお話ですね。

白土　あまり認知症外来と普通の外来を分けられなかったのです。普段ずっと関わっている方がだんだん認知症になっていかれるとか、認知症でかかっている方が血圧や糖尿などを一緒に診てほしいとか。そういう感じで全部混ざっていきます。初回だけは30分の予約枠で取るんですけど、それ以降は全部一緒に診ていくので。

東田　「あやか内科クリニック」では、診療科目は3つ掲げています。プライマリ・ケア、認知症（コウノメソッドによる「もの忘れ外来」）、禁煙外来（2024年現在休止中）とありますね。

白土　うーん、ひと言でいえば内科、かな。あまり自分の中で分けてはいないです。診られるものは何でも診ます。私の中では、「認知症も診られる町医者」という感じです。

東田 認知症の患者さんは、どのような経緯で来られるのですか。

白土 うちは口コミというか、ケアマネさんや市役所とかから薦められて来ましたという方がかなり多いです。

東田 だいぶ地域に根づいてきたんですね。

白土 市立病院がすぐ近くなので、当時の患者さんで、認知症の方はそのままこちらに来られている方が多いですね。8年も続けて診ている方もいます。

東田 開業の場所をここに決めたのは、笠間市立病院の近くだったからですか。

白土 その当時診ていた患者さんのために開業したので、そうなりますね。遠いところに行っちゃったら意味がないので。同じ圏内で歩きや車で行けるくらいの距離がいいと思ってここにしました。この場所は以前コンビニで、中を全部壊してつくり替えました。

東田 綺麗ですね。威圧感がありません。しかも、全然病院特有の臭いがしませんね。

白土 私、病院嫌いなんです。だから絶対病院らしくない医院にしようと思っていました。

東田 こんなに消毒液の臭いがしない診療所はないと思います。すごくいいですね。

白土 認知症の方って五感が鋭いし、ここに来るときしか外出しない方もいらっしゃるので、せめてここでは、居心地をよくしてあげたい。でも、ソファがナイロンじゃないので、患者さんがたまにおしっこをしちゃうと、看護師さんがせっせと掃除をしています。

東田　訪問診療はやっておられないのですか。

白土　あー、訪問診療は、こっそりと……。

東田　こっそりやっていらっしゃる。あまり言えないのですね。

白土　最初から公表すると、それを目的に依頼が来るので。医師は私ひとりですから、どのくらいまで最初からキャパシティを広げられるかわからず、公表しませんでした。ただ、お引き受けした以上は最期まで診たいのです。長くかかっている方が、だんだん弱って来られなくなった場合には、行ける距離であれば行きます。あと、最期まで家で過ごしたい方のお看取りとかも、裏メニューと言いますか、やっています。

東田　これは書いちゃダメですよね。お看取りもしているというのは。

白土　いえ、別に。大丈夫ですよ。

東田　開業して何年も経つと、弱ってきて亡くなられる方もいらっしゃいますよね。高齢者の外来では、ご家族からの情報提供が重要だと思いますが。

白土　家族もチームだと思っているので、お話はよく聞きます。いちばん近くでわかっているのがご家族なので、あとは介護職の方からの情報とかも重視しています。

ほかの医院と違う「5つの特徴」とは？

「あやか内科クリニック」のホームページを見ると、次の理念が掲げられています。

あやか内科クリニックの理念

「笠間に笑顔を。みまもる医療を提供します」

・私たちは、一流の医療者であるよう学び続けます。学ぼう、自分の頭で考えようという患者さんとご家族を、心から応援します。

・患者さんとご家族が笑顔でいられるよう、優しい診療を行います。

・高齢の方が穏やかな生活を続けられるよう、最期まで寄り添い見守ります。

「あなたと家庭に笑顔が戻ったかを、医者の成績表とします」

そして、「ほかの医院と何が違うのか？」として5つの特徴が掲げられています。

［特徴1］認知症だけではありません。全身を診ます

自治医大出身の総合医として、医療機器が限られた環境で全身を診るトレーニングを積んできました。また高齢や認知症の方においては、色々な科にまたがる不調が出てそれらが複雑に絡み合った病態をきたすことがあります。困った症状が出た時に、まずはクリニックに相談し、本当に専門家の先生にお願いした方がよい場合に紹介してもらうという2段構えの受診体制をとることで、何でも相談できるという安心感と同時に、本人と家族の受診負担を軽減することができます。

［特徴2］県内で唯一、コウノメソッドによる認知症治療

「こんなによくなるなんて、奇跡みたい……」「昨年の今ごろと比べたら、天国と地獄くらい違います！」こんな風にご家族に驚かれることが多いコウノメソッド。標準治療と比べ圧倒的な改善を誇る新しい治療法です。

［特徴3］よくなればいい！　なりふりかまわず総力戦

当院は、薬剤投与など狭い意味での医療だけで問題が完結することに固執しません。専門医への紹介はもちろんのこと、食事や運動などの本人の取り組みや家族のケアへのアドバイス、信頼がおける介護サービスやスタッフとの連携、サプリメントにアロマセラピーの導入など。地域のあらゆるリソースを駆使して、ご本人が笑顔になればそれでよし。医療単独の成果ではなく、「ご本人がよくなった」「家族が笑顔になった」という結果にこだわるのが、町医者のプライドです。

［特徴4］徹底的な情報提供とコミュニケーション

目の前の困ったに対応できるよう、日々学び続け、得たものをすぐに現場にフィードバックします。現時点で自分が持っている医療知識は、全て本人やご家族にお伝えしたいと考えます。診察室での説明では時間が足りないのでプリント、ブログ、ニュースレター、セミナーなどメッセージをお伝えする場所を豊富にご用意しました。一方でご家族には、自宅での本人の様子、新しい薬を開始しての症状の変化など、お近くにいる方しかわからない情報の提供をお願いします。ご本人を中心としたチーム医療の一員として、ぜひご協力をお願い致します。

また、ご本人がこれまでどんな人生を歩んでこられたのか、どんな時に誇りや喜びを感じるのかなどその方しか知らない「ものがたり」についても、ぜひ私たちにお教え下さい。十分なコミュニケーションと情報提供の元、ご本人とご家族が出した結論を、私たちは尊重します。

［特徴5］予防や進行防止が大切。やる気になる〝仕掛け〟がここに

高血圧や糖尿病の外来は「薬をもらうだけの場所」だと思っていませんか？　様々な不調は「年のせいだから仕方ない」と思っていませんか？　「変わりありませんかね。じゃあいつもの薬を出しておきます」というやり取りのくり返しでは、そう思ってしまっても仕方がないかもしれません。（中略）

生活習慣病の方の目標は、「仲良しになってずっと通って頂くこと」ではありません。「状態が改善して、薬からもクリニックからも卒業すること」がゴールです。あなたの人生にとって本当にプラスになることは何か？　に拘ります。

「もの忘れ外来」での認知症診察の流れ

東田　認知症に関しては今、予約が必要なのですか。

白土　予約を入れられないグループの人がいて、認知症があったり、キャラクター的に予約ができない人がいたりするので、予約なしで直接来られても診ています。そのため、30分5人枠（通常診療）のうち4枠までは予約が入れられる人に使って、残り1枠は予約を入れられない人のためにとってあります。そういう人が当日来られたら、そこへ入れるためです。予約を入れたけれども待合室で待てない認知症の方は、待たなくてもいいように入れ替えます。予約を入れられない、予約を覚えられない人も、弾かないようにしています。

東田　30分5人枠というのは、何曜日にそうされているのですか。

白土　毎日それです。患者さん中心にやっていると急変とかもあって、だんだんずれちゃったりはしますけどね。

東田　初診のときの注意点、たとえば、あれを持ってきてくださいっていうのはありますか。使っている薬とか既往《きおう》歴とか、家族の状況とか。問診票とかは使われますか。

白土　今日はどうされましたか、くらいの軽い問診票はつくってあります。初めていらしたときではなく、2回目にいらしたときに30~40分かけてじっくりお話を伺うのが通常パターンなので。お薬手帳などは、あるに越したことはないですけど、紹介状に関しては持って来られないという事情の方も多いのでマストではないです。それ以降は普通の診察に合流します。初診は、皆さん直に来られたり、予約を取って来られたりとか、そのとき本当に困っている場合には、先に穏やかにするお薬を出しちゃいましょうか、となりますけど、本番は2回目です。予約を取っていただいて。

東田　普通、認知症の方って、ご家族と一緒に来られることが多いですよね。そうすると、

「どうしました？」って訊くと、本人が上手に喋れるならばいいですけど、そうでもない場合は、ご家族が病状を話しますよね。本人と家族と、どういうバランスで訊かれますか。

白土　そのままにしていると、どうしてもご家族だけが喋る形になってしまうので、私は最初と最後は絶対にご本人のお話を伺うようにしています。診察室に座った瞬間に、ご家族が喋り出してしまうことが多いので「ちょっと待ってください、今、どう思っていますか、今、どういう調子ですか」など、最初はご本人からと決めています。話が薬のことなどで込み入ってきてしまうと、ご家族中心に話すことになるので、最後にご本人に向けて、今、ご家族と話した内容を、「こんなふうにお薬を調節しようと思うけどどうですか」とか「デイサービスという話も出ていますがどうですか」とフィードバックしながら話します。

東田　ご家族の中にはいわゆる問題行動、本人がBPSD*を起こしているというエピソードをずっと語られる方がいますよね。そういうお話をご本人の前で聞きますか。

白土　聞いちゃっていますね。でも、ご本人がものすごく怒ってしまうケースもあるので、本人の前では話したくないというご家族には、メモを書いてきていただいたり、ご本人が診察室に入られる前とか、診察が終わったあとに残って話を聞いたりもします。ただ、全部別室にしてしまうと、外来が回らなくなってしまうので、問題がなければ一緒にお話を聞くことが多いですね。
東田 あと、検査といいますか、そういうものはやりますか。
白土 最初は血液検査と、うちにはCTがないので近くに撮りに行っていただいて、2回目の診察のときにデータを持ってきていただいて結果をご説明するくらいです。
東田 知能検査はしないのですか。
白土 しないです。
東田 それは何か考えがあってしないのですか。
白土 河野先生のブログや著書から、町医者にはそういうものはいらない。目の前のベーシックな症状を見ろという教えを受けたので。
東田 ほかに親しく情報交換されたりする先生はいますか。
白土 パーキンソン病だったら中坂義邦《なかさかよしくに》先生、認知症や栄養は松野晋太郎先生（第6章参照）。松野先生とはほぼ同じ時期にコウノメソッド実践医になりました。松野先生は本当に職人というか。コウノメソッドから発展されて新しい知見をお持ちなので、素晴らしいと思います。
東田 松野先生には先日取材をしたのですが、初診のときに改訂長谷川式認知症スケール*をやって、前頭側頭葉変性症*のテストをやって、それからレビースコア、ピックスコアをやってと、問診で検査を一通りやるそうです。

白土　すごいですね。私は初診のときにそんなにやる自信がないですね。

東田　松野先生のカルテは、その点数を打ち込むようなカルテになっているんです。やったらもう診断ができちゃう。それができるから、家族からのエピソードは必要ないそうです。

白土　すごい、理系って感じですね。私はどちらかというと、そのご家族のぐちゃぐちゃしたもののほうに興味を持ってしまって。ご家族に1、2回目の診察で心情を受け止めてもらえたと思っていただくと、そのあとすごくやりやすくなるので、私はご家族の話を丁寧に聞きます。そこが違いますね。

東田　ご家族は、先生に話を聞いてもらえて、受容されたと感じると全然違いますか。

白土　違いますね。目の前にいるひとりの認知症の患者さんを治療しているというよりは、家庭を診ているという意識なので。内科医だとそこがいいなと思っています。認知症の専門家だとその患者さんだけにフォーカスが当たって、家族は脇役になってしまいがちです。家族が疲弊《ひへい》していようが、寝不足で調子悪くなっていようが、家族は置いてご本人。内科医の場合、奥さんもうちの患者さんだったりすると、ご主人の認知症を抑えないとご家族が眠れないよねと、家庭の総合点が高くなるような処方ができます。

東田　コウノメソッドの介護者保護主義を大切にしておられる。

白土　そうですね、患者と家族を両方。ほどほどの落としどころを探る感じですね。

東田　ほかに認知症の治療で工夫していらっしゃることはありますか。

白土　通常の5分枠だと、情報提供の時間が足りないので、今、YouTubeなどで動画をつくってアップしています。もともとはご家族に、「○○型認知症ってどんな病気ですか」と訊かれたときに、「これを見ておいてね」って言える動画があれば、時間が節約できると思ってつくりました。あと、講演会をしたときなど、「家の近くにいい先生がいないのですが」という質問を参加者から受けるので、ご家族が知識をつけてもらえれば、本人やご家族を守れるかなと思いまして。

白土綾佳医師が語る「コウノメソッド」

本書でたびたび登場するコウノメソッドとは、名古屋フォレストクリニック院長、河野和彦医師によって提唱された認知症の治療法です。①介護者保護主義　②家庭天秤法　③サプリメントの活用を3本柱としています。

ここで白土医師に「コウノメソッドとはどういうものか」を語っていただきましょう。

使わせていただいたのは白土医師のＺｏｏｍ講演『実践的　認知症オンラインセミナー家庭を笑顔にする認知症診療』（２０２１年7月21日）です。

まず白土医師は、認知症の治療に関する世間の満足度の低さを指摘しました。

「たとえば身近なご家族の方が認知症になられた場合、インテリジェンスの高い人ほどこんなふうに思ってもおかしくありません。大学病院のような設備が整った大きな施設でしっかり検査をすれば、診断を間違うはずがない。あるいは神経内科や精神科、脳神経外科といった専門医と呼ばれる先生に薬を出してもらえば、悪化するはずがない。しかし実は、このように病院の規模であったり、専門医のラベルを信頼してお任せするのは、こと認知症の診療に関してはいちばん危険であったり、落とし穴に陥りやすかったりすることなのです。なぜかというと、たとえば感染症であったりがんであったりするような一般的な内科の病気であれば、西洋医学で百年以上の歴史があります。翻《ひるがえ》って認知症はどうかというと、初めて認知症の薬であるアリセプトが日本で発売されたのが１９９９年でした。たかだか20数年の歴史しかありません。このように、認知症診療というのは大変歴史が浅い分野です。つまり、認知症の診療に関しては医師全体が、未熟で経験が浅いという意味で研修医みたいなものだと思っていただいてもいいかなと思

います」

その後、白土医師は自分の経歴を語り、笠間市で町医者として生きていく決心をした頃に出会ったコウノメソッドについて語りました。自分が河野医師の著書を元につくったマニュアル片手に恐る恐る始めた診療で、良くなる人が続出した体験を語ったあとで、白土医師はこう続けました。

「これは私が特別優秀だったからではなくて、コウノメソッドというものが、開業医が明日からすぐに着手できるようにつくられた完成度の高いマニュアルだったからです。これは、即席ラーメンに喩《たと》えられるんですね。ものすごくおいしくなかったとしても、ある程度のものが日本国中すぐにできることを目指しています。

認知症の治療においては、120点の治療をする医師が日本に1人しかいなくて、20点、30点の治療しかできない医師がたくさんいるよりも、70点かそれ以上の合格点の治療をする医師がたくさんいたほうが、平均的には認知症の方々を幸せにできるのです。そういった考えから河野医師は、30年かけて培ったご自身の治療技術を公開されました。私も同じ考えで、拙いながら自分が得た知識をセミナーなどでお伝えしているのです」

白土医師はここで、「認知症の治療は限られた専門の医師しかできないというイメージを払拭《ふっしょく》したい」「本日このセミナーを視聴している一般的な内科医の先生や介護職、介護をしているご家族にもできる、というイメージを持ってもらいたい」と力を込めました。

「コウノメソッドの診断は、頭部ＣＴなど脳の画像撮影が先行するのではありません。ご家族や本人の話を聞く問診で日頃の生活の様子を掴み、あとは改訂長谷川式*という記憶力を診るようなテスト、時計描画テストなどで診断します。そこで認知症だということがわかったときに、じゃあタイプは何だろうと鑑別する段階で、身体所見を参考にしたり、血液検査や頭部ＣＴの画像を参考にしたりして、絞り込んでいく流れになります。タイプとは病型のことで、主なものにアルツハイマー型認知症、レビー小体型認知症、前頭側頭葉変性症、脳血管性認知症があり、これが４大認知症と呼ばれています」

しかし白土医師は、それ以外の分類も大切にしているようでした。

「コウノメソッドには実際に役立ついくつかの分類法がありますが、バイタリティ分類もその一つです。ここでは認知症を大きく・意識障害系・覚醒系・歩行障害系の３つ

に分けます。これは本人の活動性にフォーカスした分類で、認知症の人を寝たきりにさせない、活動性が高い状態に保っていただくという明確な目的のためです。方法としては最初に意識障害系をチェックして目覚めていただく、それでも歩けなければ歩行障害系と位置づけて歩くための働きかけをしていくことになります」

「もう一つの大切な分類は、認知症の症状を3つ（①〜③）に分ける方法です。
①中核症状*（記憶力や判断力、実行力といった基本的な能力が衰える症状。認知症になると誰にでも出現し、病気の進行に伴って症状も重くなる）。次にそこから派生する周*辺症状です。これはかつて問題行動と呼ばれていましたが、今はBPSDと呼ばれ、誰にでも出るわけではありません。ここで大切なことは、周辺症状を2つに分けることです。周辺症状は、目には見えませんが脳のエネルギーを示しています。
エネルギーが過剰であれば、②陽性症状（徘徊、暴力、妄想、幻覚、興奮、過食、不眠、介護抵抗など）、エネルギーがマイナスであれば、③陰性症状（無気力、無関心、独語、無言、うつ状態など）に分けるのです。これは穏やかに暮らしていただくための分類で、これらをコントロールするために薬の調節が行われます」

治療が始まる際、「中核薬は、取扱注意!」だと白土医師は力説します。現在発売されている中核薬（抗認知症薬）はアリセプト、リバスチグミンのパッチ製剤、レミニール、メマリー*の4種類。このうち前3薬は、興奮系の薬なのです。

「陽性症状が出ている患者さんに無自覚に（増量規定通りに）興奮系の中核薬を出すと、本人が怒りっぽくなって在宅介護できなくなることがあります。穏やかになっていただく工夫（たとえば抑制系の薬剤を少量飲んでもらうなど）をしてから中核症状の治療に入らないと、誰も幸せにできません。医療（薬）が介護の足を引っ張らないようにするのが、とても大切なことだと思います」

「家庭天秤法」の具体的な実践方法

次に大切なことは、抑制系薬剤の使い方です。これについて白土医師は、コウノメソッドの鉄則として「天秤法でバランスをとれ」と語ります。天秤法には、家族が行う「家庭天秤法」と施設などで介護職が行う「施設天秤法」があります。これがどのようなものか、白土医師の講演から紹介します。

「患者さんが怒っている、暴れている、眠れなかったりするときに、家庭や施設であっても抑制系の薬（抗精神病薬）を使わざるを得なくなります（すでに本人に処方され、家族や介護職の手元にある場合）。例としてピック病の患者さんが、クリニックから最大量（朝2錠、昼2錠、夜2錠）を処方されていた場合のことを考えてみましょう。そのような用量で服薬して、最初の数日間はとても穏やかに過ごせたとします。しかし、1週間も経つとボーッとしていることが多くなり、動かなくなったりします。それでも〝処方された薬だから〟と飲ませ続けていたら、1ヵ月後に再受診したときには、お尻に大きな床ずれができて歩けなくなっていた、ということが起こり得るのです。このように高齢者は代謝が弱いので、同じ量を飲んでも薬が蓄積し、効き過ぎてしまうことがよくあります」

白土医師は、このような場合の天秤法を明確に語ります。

「朝、昼、夕を2錠、2錠、2錠で出されていた場合、3日間くらい経ち〝静かにはなったけど元気がないね〟というときは、家族や介護職が変えればいいのです。〝朝昼は元気を出してほしいね〟と思ったら1錠、1錠、2錠にするとか、〝夜は眠れているから薬は減らしてもいいね〟と思ったら朝昼夕とも1錠にするとか、〝今日は風邪をひいてぐったりしているから元気を出してほしいね〟と思ったら朝昼は飲まず夕1錠だけにするとか、抑制系の薬の調節を行うのです。現場で本人の様子を見ている家族や介護職が、ここからここまでという範囲の中で（この場合1日0〜6錠）調節する方法をコウノメソッド独自のルール、家庭天秤法（または施設天秤法）といいます」

なぜこれが有効なのか、果たして医師や看護師以外が行ってもいいものなのかに関しても、白土医師の説明は明快です。

「抑制系の薬剤は医療者としても喜んで出しているわけではありません。背に腹は代えられないという感じでお出ししている事情があります。こうした薬を使わずケアの力だけで対応できればいいのですが、無理をするとご家族が疲弊して倒れてしまわないとも限りません。私自身も高齢の男性介護者の方から〝オレこのままだと、おっかあに恐ろしいことをしてしまうかもしれない〟と言われたことがあります。抑制薬は必要悪であり、本人のためよりむしろご家族のために処方されます。ですから、どのくらいの量をいつ飲むか（飲ませるか）は、ご家族に判断していただくしかないのです。いつも傍に

——ついていることができない医師には、適量がわかりません」

ここらが、介護者保護主義（本人と家族のどちらも救えないときは、家族を救う）を治療の柱に掲げるコウノメソッドの真骨頂と言えるでしょう。抑制薬の代表格であるウインタミンについて、白土医師はこう語りました。

「前に私が勤めていた笠間市立病院の看護師さんは、マジカルパウダー（魔法の粉）だと言っていました。ごく少量、スパイス程度に入ることによって、午前中に唾を吐いて怒っていた患者さんが、午後になるとニコニコするからです。抑制薬は通常量かゼロかではなく、必要なときにごく少量使うといいと思います。このような天秤法の使い方ができれば、次の外来まで待つ必要はありません。私は抑制薬を渡すとき、現場の判断で適宜減らしてくださいと、ご家族にも介護施設の職員さんにもお願いしています」

「逆に老老介護や、お連れ合いも認知機能が怪しそうな場合は、天秤法を行いません。少し控えめな量でお出しして、本来ならば1ヵ月後だけれど1週間か2週間後には来てもらって、こちら側で調節するようにしています」

介護とのタッグの組み方がとても大切

東田　認知症の診療方法以外で、ぜひ言っておきたいことはありますか。

白土　医療職と介護職はタッグを組みたいですね。以前東田さんが関わられた『新しい認知症ケア　介護編、医療編』（講談社／介護編は三好春樹《みよしはるき》著、医療編は河野和彦著、どちらも編集協力：東田勉）を見て感じたことですが、認知症を知りたいときに、医療の知識を勉強してそこで終わっている人、生活リハビリなど介護のことを勉強してそこで終わっている人、両方が結構いらっしゃいます。双方で繋がっていないことが多くて、それがすごくもどかしいです。

これまで、「認知症は医療で診るべきだ」「介護で看るべきだ」と対立になるのが、私にはすごく違和感がありました。（開業してから）介護の人との関係性がすごく良くなって、一緒にやるようになると、どちら側から入っても真ん中のいいところに着地できるのが理想だなと思います。これからはもっと医療職と介護職がお互いにリスペクトしながら交わって勉強をしたほうが、患者さんや家族がどちらから入っても、両方のいいところを利用できると思います。

東田　介護は三好春樹さんの本で勉強なさったのですか。待合室にありましたが。

白土　そうです。私はコウノメソッドを勉強する前は、三好さんの本を読んで勉強していました。講演会には、何回も行きました。

東田　個人的にお知り合いなのですか。

白土　講演会などでお声はかけていただいて、ご挨拶はしています。すごく三好さんのことを尊敬して、認知症は医療じゃないでしょう、介護でしょうと思ったところが最初のスタートでした。『老人介護　じいさん・ばあさんの愛しかた』（新潮文庫）というご著書があり、それにすごく感動しました。そのあとでコウノメソッドに出会って、医療でもやれることがあるのかって思ったのです。私は医者なので、コウノメソッドを勉強して生活リハビリの存在意義をさらに感じることができました。そこでもやっぱり限界は当然あるので、そうなったときにどうしようとなると、やはり三好さんの本に戻るのです。最後は生活リハビリをやっている三好さんや、三好さんに共感している介護職の方たちと日常的に繋がるようになりました。

同じような認知症の問題でも、薬だったらこういう心配が必要だよ、介護だったらこういうところに気をつけてやったらいいよ、ということを一緒に勉強しました。最初から薬じゃないほうがいいよね、というところですごく共感する部分があります。

東田　三好さんとの出会いはいつ頃ですか。

白土　河野先生と出会う数年前になります。「もの忘れ外来」を市立病院で始める前です。

東田　内科医として働いていたときに、認知症はむしろ介護から入られた。

白土　そうですね。それを一旦置いて、医療で頑張ろうと思ったけれども、医療をしっかりやって限界が見えたところでどうしようとなり、やはり生活も大事だとなりました。回りまわって、今はハイブリッドだなという位置にいます。

東田　非常にいい位置ですね、新しいリーダー像にふさわしいと思います。

白土　介護職のつらさもわかるんです。三好さんは医療者を攻撃されることもあり、これまでの経緯でしょうがないのですけれど……「薬なんか全部ダメだ」と話すこともあり、三好さんを慕っている介護職が薬の勉強ができなくなってしまう。そうすると困ったときに薬の知識がないと足元を掬《すく》われてしまう。だから、患者と家族をいかに守るかという観点から、介護職の方も薬のことを勉強してほしいと思います。

これからの認知症医療にどう取り組むか

東田　今後、やっていきたいことはありますか。

白土　できれば全国の医療者が適切な認知症診療をやってくれるのがベストではあるので

すが、今までの流れを見ると、医療者の動きは、学会とかガイドラインとか製薬会社とか、本来こうあってほしいものとは違うものに、大きく左右されてしまいがちです。

諦めてはいませんが、すぐに良くなる感じもしないので、やはりご家族に主治医になってもらう、主治医的なリテラシーをつけてもらうということを柱にしていきたいと思います。そうしないと、患者さんをすぐに守れないので。今は、ご家族が勉強できるウェブ上のコミュニティをつくりたいと考えています。本当に大変な介護家族の方は、なかなか勉強会にも行けなくて、時間の余裕もなくて、でもどうしたらいいかわからない。孤立させないで適切な知識を提供できる場所があればなと思っています。

東田　新型コロナで地域の医療や介護が変わった面もあるのではないですか。

白土　とにかく、施設が家族に面会させないことに憤《いきどお》りました。信じられない思いです。もっと厳しかったときには、「白土先生が、来ないと薬を出しませんと言っています」とご家族に言わせていました。施設面会は無理でも、受診のときには家族が付き添わなければいけないので。別に一回くらい本人が来なくても薬は出せるんですけど、あえて来るように指示をすれば、その時間には会えますからね。

東田　それはいい作戦ですね。コロナで囲い込むと、悪化しちゃいますよね。

白土　そうですね。皆さん足腰が弱くなってしまいます。しょうがない部分もあるのですけど、施設もコロナの感染コントロールで、本人の生活を大事にするというところが、どうしても手薄になってしまいます。家族と会うとか外出するとか、人との交流が制限されてしまうので、そこはどうだろうと疑問に思いますね。

東田　どこかの施設の嘱託とかはしておられますか。

白土　していないです。施設とタッグを組むのであれば、同じ方向性を向いているところでないと。同じ方向を向いていない施設さんから患者さんが来られたりすると、家庭天秤法、施設天秤法を悪用されてしまいます。これでもダメだからもっと薬、もっと薬……というふうになって、最後は「精神科を紹介してください」となってしまいます。天秤法は、なるべく薬を使わないように十分に努力しているところでないと効果を発揮しません。

東田　「精神科を紹介してください」というのは、家族からの依頼が多いのですか。

白土　施設から言われますね。家族はもうちょっと薬を調節しながら頑張りたいと言っているのに、施設がすごくプレッシャーをかけてくるようです。施設では興奮していると聞いたのに、うちのクリニックに来てからは穏やかだと言われると、あれ？　と内心思いますね。

東田　内心では「あなたの施設が悪いんじゃないの？」と思いますか。

白土　そんなこと、言えないですけどね。

東田　施設から「薬を増やしてくれ」と言われると、聞かざるを得ないものですか。

白土　ご家族は、施設がうるさいので一回は精神科に行きますとおっしゃいます。しょうがないので、精神科さんには、「施設さんからそういうご要望があるので、もう少しうちで調節できるんですけど一度診てもらえますか」とお願いすると、精神科さんのほうで「もう少し身近なところで頑張りましょう」と帰してくれることもあります。

東田　そういう人は、暴れるから精神科を案内されるのですか。

白土　うーん、介護の質の問題かと。介護現場は、本人の状態の「鏡」なので、どういうお声掛けをしているのかな？　と思いますね。同じ施設からばかり、「この人もダメです、あの人もダメです」と言ってきたりすると……。逆に、結構大変な人だけど、ある施設に行くと何となく落ち着くという場合もあります。地域に根ざしてやっていると、介護の質は外からわかります。だから問題がありそうな施設から、薬を増やせと言われても増やしたくはないのです。

東田　認知症の患者さんを診ていて、医者として喜びを感じるのはどんなときですか。

白土　患者さんの笑顔に出会えたとき、患者さんに私の名前を呼んでもらえたときですね。お医者さんの名前など憶えないのに「あやか先生のところへ行くよ」と言うと笑顔を見せると聞くと嬉しいですね。あとは、お仕事のこと、得意だったことなど、その患者さんの

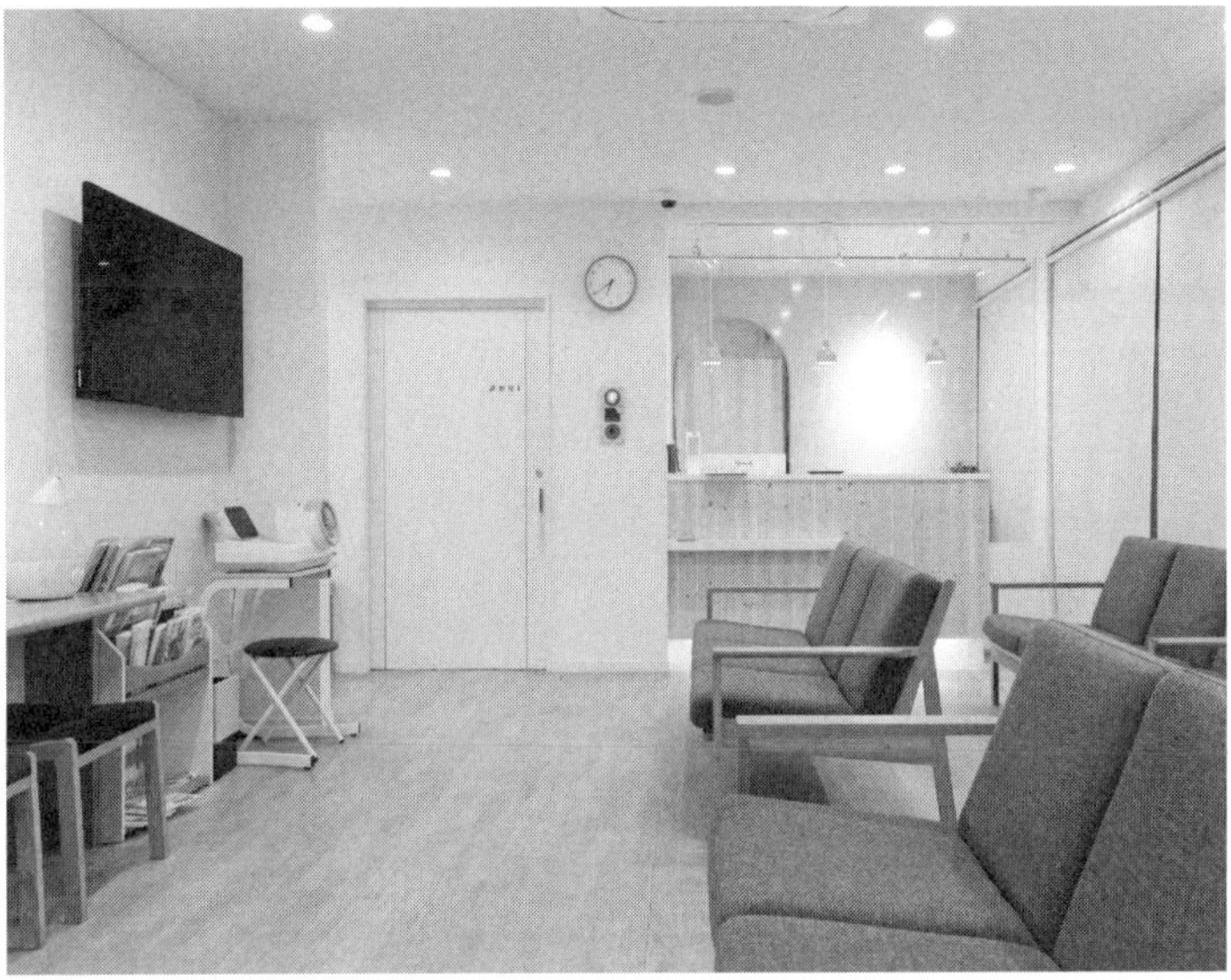

歴史が垣間見られたとき、あとは家族との関係性などが垣間見えたとき、少しでもその人の豊かな瞬間に触れたときですね。そういう時間に関われたらいいな、と思います。

東田 患者さんは、年々歳をとっていかれる。高齢の患者さんをあまり診たくないというお医者さんも少なくはありませんが、白土先生がそれを嫌がらないのは、どうしてなのでしょうか。

白土 え？ 医者が高齢者を嫌がる傾向があるのですか？ 知りませんでした。私は病院が好きではなく、医療をやりたいというモチベーションで医者になったわけではないので。コミュニケーションをとるとか、その人の人生に触れることができるのが、この仕事の魅力だと思っているのです。医療をちゃんとやりたいのなら、若い患者さんのほうがいいのかもしれませんが、コミュニケーションをとりたいのであれば、高齢者でも問題はないのです。

東田　病気ごとの専門家になろうとしていないわけですからね。

白土　そうですね。人とか家族の幸せをテーマにしていますから。

■インタビューを終えて

白土先生は、一度会ったら忘れられないくらい笑顔の素敵な女医さんです。一瞬でほっこりとした気持ちにさせられる柔和な表情。それでいて通りのいい声とハキハキした口調。質問を投げかけると、返ってくる答えはどれもわかりやすくて論旨が明快、思わず引き込まれてしまいます。

取材していて印象に残ったのは、ご本人の凛とした佇まいに次いで、クリニックの清潔感でした。病院らしくない医院にしたかったと語る白土先生の「あやか内科クリニック」は、奥まで見学させていただいても、まったく消毒液の臭いがしません。「患者さんやそのご家族の安らげる場所をつくりたい」という白土先生の思いが伝わりました。

忘れられないのは、お医者さんの名前など憶えない認知症のお年寄りが「あやか先生のところへ行くよ」と言うと笑顔を見せる、そんな様子をご家族から聞くと嬉しいという話でした。患者さんやご家族から笑顔を引き出しながら、ご自分も常に笑顔。白土先生を象徴するのはまさに「笑顔」です。以前、笠間市立病院時代にいただいた名刺には、聴診器をつけた白土先生の笑顔の写真が印刷され、「認知症は良くなる！　笠間に笑顔を。」と書かれていたことを思い出しました。

Ｚｏｏｍ講演会やＷＥＢ上でご家族が認知症のことを勉強できるコミュニティをつくりたいと語っていた白土先生。そのような活動を通して、白土先生がもっと有名になればいいと私は思っています。それは白土先生自身が、「コウノメソッドを使えばプライマリ・ケア医でも認知症を診ることができる」、もっともわかりやすいお手本だからです。

白土先生が「認知所を診られる内科医」となった経緯が知られ、「あやか内科クリニック」のような医院が全国にできるためのお手伝いを、今後もしたいと思っています。

［第6章］

認知症の症状改善9割を目指して

松野晋太郎

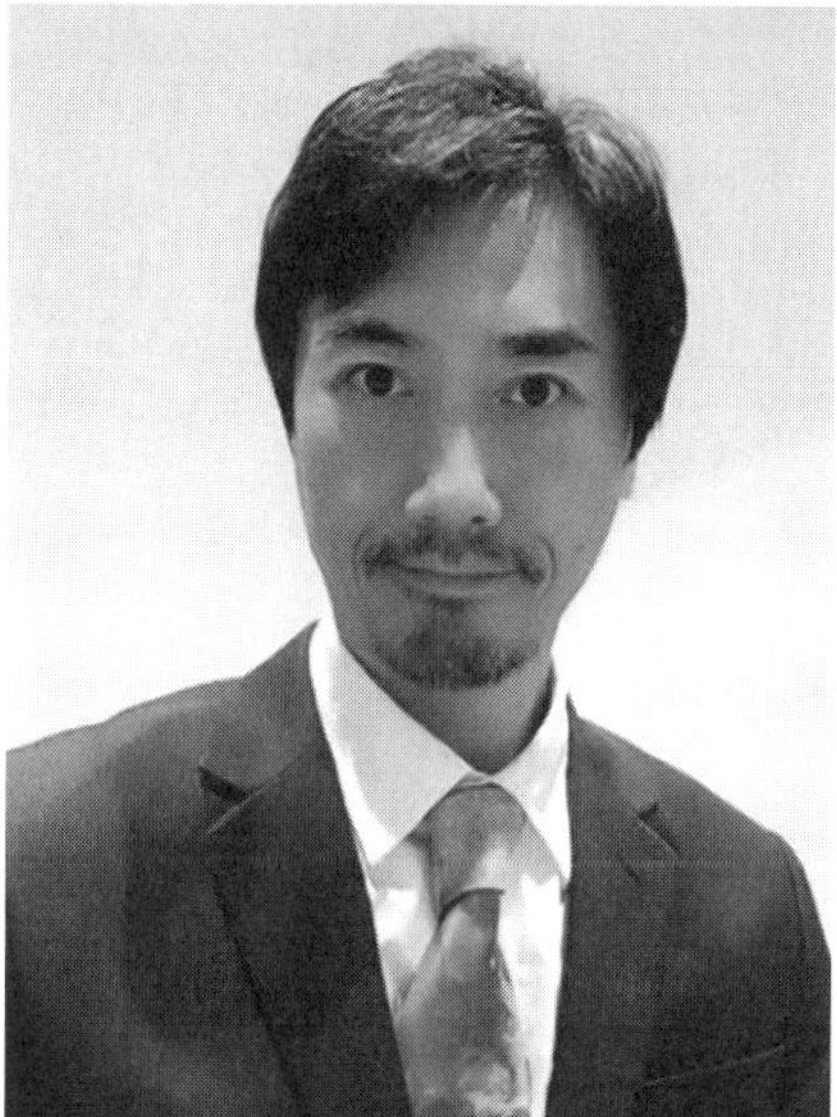

まつの・しんたろう

1971年東京生まれ。2002年宮崎医科大学卒業、千葉大学医学部第三内科（現循環器内科）入局。千葉県立東金病院内科、船橋市立医療センター循環器科、千葉大学大学院医学研究院循環病態医科学、千葉大学病院循環器内科勤務を経て2013年から認知症治療を開始。同年10月に匝《そう》瑳《さ》市民病院に認知症外来を開設。2015年に認知症治療専門の市川フォレストクリニックを開院。著書に『認知症　笑顔がよみがえる治し方』（主婦の友社）がある。

循環器内科医が開いた認知症治療クリニック

松野医師が千葉県市川市の行徳《ぎょうとく》駅前に認知症治療専門の「市川フォレストクリニック」を開院したのは、2015年5月のことです。クリニックがお休みの毎週水曜日は、匝瑳《そうさ》市民病院へ出かけます。ここで午前中は内科（循環器科）外来を、午後は認知症外来を担当しています。

「循環器内科医＋認知症治療医」というところに、松野医師独自の立ち位置があります。ここに至る道のりがかなりユニークなので、踏み込んで話を伺いました。

松野医師が育ったのは、東京都文京区です。父親は開業医で、院長を務める草加市松原団地駅前にある「松野クリニック」（内科・小児科）へ、電車で1時間ほどかけて通っていました。専門分野は循環器疾患と心療内科。乳幼児から高齢者まで穏やかに話を聞いて、体や心の悩みに耳を傾けるお医者さんだったようです。

父親が自宅で開業したのであれば医者として働く姿を見ますが、住まいと医院が離れていたために父親が働く姿は見ずに育ちました。自分が医者に向いていると気づかなかった松野青年は、中央大学理工学部に入学します。進路が変わったのは、大学三年生の夏でした。就職活動をどうしようかと話していたら、友人から「松ちゃん、医者になればいいじゃない」と言われました。深夜のコンビニエンスストアでのアルバイト中、並んでレジ打ちをしていたときのことです。

「今からなれるのかな」と思いながら調べてみると、社会人になってから医学部に入り直す人もいることがわかりました。一念発起した松野青年は、医学部入学に向けて舵を切りました。自宅にこもって勉強を続け、1年半の受験勉強で宮崎医科大学へ入学しました。医学部を卒業後、入局したのは、千葉大学医学部第三内科（現循環器内科）でした。実家のある都内の病院ではなく千葉大学病院を選んで研修医になったのは、好きな車を運転できるのどかな環境に身を置きたかったからだと語ります。

2年間の研修を終えて、船橋市立医療センター循環器科に勤務した松野医師は、救急医療の最前線に立ち、心筋梗塞や心不全で搬送されてきた患者にカテーテルを入れ、詰まった血管を拡げて命を救う日々を過ごしました。のちに自分が認知症の専門医に転身するとは夢にも思わなかった松野医師は、認知症の患者は診たくなかったと当時を振り返ります。

「救急隊からの電話を受けても、認知症があると言われた時点でお断りすることが少なくありませんでした。暴れてしまうとカテーテルを入れられないし、急性期病院に入院されても対応に困ってしまいます。認知症の高齢者は、救急病院では治療対象にならないのです。当時は、医療者のあいだでも認知症の人は救命する順番は後回しという風潮がありましたし、僕自身も認知症への対応は精神科にお任せしていました」

そんな松野医師が認知症高齢者と接するようになったのは、2005年から週1回、匝瑳市民病院で内科外来を担当するようになったからです。匝瑳市は高齢化が進んでいて、外来にはお年寄りがたくさん来ていました。それでも「患者さんに認知症があるのかどうか、判断することはできませんでした」と語ります。松野医師が初めて認知症に出会うのは、匝瑳市民病院で内科外来を担当してから7年が経った2012年のことでした。

初めて診た認知症の患者さんが転機となる

初めて出会った認知症の患者さんは、80代の女性Aさんです。以前から高血圧症、心臓弁膜症で匝瑳市民病院の内科外来に通っていましたが、ある日娘さんから「最近怒りっぽくなって、もの忘れもひどくなってきた」と相談がありました。その娘さんは、匝瑳市民病院の看護師さんだったのです。松野医師は、隣町の脳神経外科のもの忘れ外来で診てもらうよう薦めました。

Aさんはアルツハイマー型認知症と診断され、薬が処方されたようでした。松野医師は「専門医が処方したのだから、問題はないだろう」と考え、内科医として見守っていました。ところが半年ほど経つと、下肢に浮腫《むくみ》が出てきたのです。レントゲンを撮ると、右の肺に水が溜まっていて、低カリウム血症も起こしていました。まるで心不全に陥ったような状態です。歩くこともできなくなって、娘さんの押す車椅子に乗って来ました。

処方されていた薬は、抗認知症薬の*アリセプト5㎎、パーキンソン病治療薬の*シンメトレル50㎎を朝昼夕、そして*抑肝散2・5gを朝昼夕でした。抑肝散は、自身ではコントロールできない精神神経系の緊張を緩和させる漢方薬です。

「松野先生、何とかしてください」と娘さんから懇願され、専門医の処方を見直してみることになりました。手当たり次第に認知症のことを調べ、処方されていた3つの薬の副作用を調べました。そのときネットで辿り着いたのが『ドクターコウノの認知症ブログ』でした。名古屋市の開業医、河野和彦医師が書いているブログで、認知症の薬物療法「コウノメソッド」が公開されていました。具体的な薬剤名と症状に合わせた用量が書かれた認知症治療の指南書は、当時このブログしか見つかりませんでした。

調べていくと抑肝散は、浮腫や低カリウム血症の副作用があることがわかりました。一旦中止してもらったところ、1週間後には浮腫、胸水、低カリウム血症が消えました。しかし抑肝散の鎮静効果がなくなったからか、表情が硬くなり怒りっぽくなりました。立てない、歩けないという状態も改善しません。松野医師は、さらに河野医師の認知症ブログを読み込みました。

新たにわかったことは、アリセプト*とシンメトレル*が興奮系の薬剤であることでした。陽性系の周辺症状*（興奮）がある人に飲ませてはいけないと書いてあったので、アリセプトをリバスチグミン少量（4・5㎎）に換え、シンメトレルを1日50㎎、3分の1まで減量しました。さらにコウノメソッドが推奨しているグラマリール*という抑制系の抗精神病薬を、少量（25㎎）飲んでもらいました。

すると翌日からAさんが穏やかになり、やがて歩行器を使って歩けるようになったのです。抑肝散の副作用に気づけたこと、「アルツハイマー型認知症であっても、アリセプトを飲ませてはいけない場合がある」という基本を学べたことで、Aさんは松野医師にとって忘れられない患者さんになりました。

それから松野医師は、猛烈にコウノメソッドを学び始めました。夕方仕事が終わってから深夜まで河野医師のブログを読み、眠くなったら寝るという毎日でした。

「認知症との出会いが薬の副作用であったことが、僕にとって大きな意味を持ちました。心臓の専門医だったので、薬の使い方はほかの分野の医者より慎重でした。うっかり量を間違えると、心臓病の患者さんは失神したりしますから。薬の匙《さじ》加減を大切にするコウノメソッドが、循環器内科医である僕の肌に合ったのだと思います」

2013年7月には、コウノメソッド実践医に登録しました。河野医師と連絡を取りながら、同じ処方を行う許可を得た医師の一人になったのです。同年10月には、匝瑳市民病院に認知症外来が新設され、松野医師が担当することになりました。担当の看護師は、松野医師に初めて認知症の奥深さを教えてくれたAさんの娘さんでした。

訪問診療を始めて認知症治療の腕を磨く

東田　2013年は、松野先生にとって大きな転換の年になりましたね。コウノメソッドの実践医になられ、匝瑳市民病院では新設の認知症外来を任されました。

松野　もう一つ大きな変化がありました。高齢者施設の訪問診療を行うクリニックの院長を引き受けることになったのです。

東田　では、認知症の利用者もいますね。

松野　結果的に、担当した9割が認知症でした。

東田　どんな気持ちで引き受けたのですか。

松野　認知症を学ぶために、そこへ行こうと思いました。いろいろなタイプの認知症の患者さんがいるはずですから。行くことが決まってから、集中的にコウノメソッドの勉強をしました。施設を訪問すれば、すぐに処方しなければなりません。2週間ごとの訪問が始まると、自分の処方によって患者さんがどう変わるのか、手に取るようにわかりました。毎回学ぶことばかりでした。約1年間の訪問診療のおかげで、コウノメソッドが相当、身についたと思います。

東田　訪問診療を行っていたのは、2013〜14年ですね。2015年に開業なさっていますが、その準備のような意味合いもあったのですか。

松野　そうです。約1年間の訪問診療で、認知症の症状の8割は改善できると思えるようになりました。これはあくまでも感覚で、データではありませんよ。それが9割になったら、開業しようと思っていました。

東田　かなり高い目標ですね。その後開業なさったということは、9割治せる感覚が掴めたのですか。

松野　僕自身としては、そう思っています。本当は、10割治したいのです。でも、それを言うと怒られることもあるんですよ、医療に完璧はないと。でも、目標は高く設定してもいいじゃないですか。9割でいいやと思っていたら8割になってしまいます。8割だったら、5人に1人は治せないんですよ。それじゃ惨めじゃないですか、医者として。僕は100人診て、1人でも治せない人がいたら落ち込むタイプですから。そんな高い目標は持たないほうがいいと言われますが、「いや全員治したいんだ」と思ってしまいます。そこだけは本能のようなものですから、変えられません。

東田　お医者さん仲間からも、驚かれるでしょうね。

松野　先日、医者同士の飲み会のときに「君は夜、何をしているの?」と眼科の先生に訊かれ、「明日来る患者さんの治療のことを考えている」と言ったら驚かれました。そんなことを考えたことはないって。

東田　開業前に、河野先生の診察を見学なさったりしましたか。

松野　ええ、開業の1年くらい前に一度、外来を見学しました。僕はコウノメソッドをやって手ごたえを感じていましたから、河野先生はどんな感じなのか、実際の処方を見たいと思ったのです。２０１４年の3月頃だったと思います。診察室に入れてもらって、電子カルテの画面も見せていただきながら。

東田　感想はいかがでしたか。

松野　本当にコウノメソッドやってる！　でしたね（笑）。土曜日の午前中の診察を全部、25人くらいの患者さんの診察を見学しました。人数は多いのですが、慌ただしい感じはなく、時間がゆっくり流れている感じがしました。何より良かったのは、患者さんたちが楽しそうに帰っていくのを見られたことです。わいわいやって来て、満足して帰る。楽しそうだな、これをやりたいなと思いました。このままやりたいと。

東田　医院の名称を「市川フォレストクリニック」にしたのは、河野先生の「名古屋フォレストクリニック」をいただいたわけですね。許可をもらって。

松野　そうです。名称だけでなく、診察時間も休みの曜日も全部合わせました。そのため月曜日だった匝瑳市民病院の外来担当を、水曜日に替えてもらいました。診察時間や休みの曜日を合わせたのは、河野先生と同じリズムで働きたいと思ったからです。とにかく徹底的に真似ようと思って、「市川フォレストクリニック」を開院しました。

頑固者の父親が残した唯一のアドバイス

東田　コウノメソッドにはいくつか柱がありますね。家庭天秤法（薬の副作用を出さないために、医師の指示のもとで介護者が薬を加減する。詳しくは第5章参照）、介護者保護主義（患者と介護者の一方しか救えないときは、介護者を救う）、薬の適量投与（安全で高い改善率の処方術をコウノメソッドとして公開）などです。松野先生はこのうち、どれを大切にしていらっしゃいますか。

松野　一番は介護者保護主義でしょうね。抗精神薬は脳に悪いと言われていても、なぜ使うのかと訊かれたら、介護者を守るためだと答えます。西洋薬なしで治療してもいいんです、サプリと漢方薬で。でも、西洋薬が即効性を発揮する病態がある。そういう方は早く治して、家族のストレスを軽減させてあげたいと思っているのです。家族が倒れると薬を飲ませることもできないし、介護ができなくなります。だから中核症状*よりも周辺症状が消えて、笑顔になってもらうことを治療の目標にしています。

東田　薬の使い方は、どうなさっていますか。心臓の専門医だから薬の使い方が慎重だという話が先ほどありましたが。

松野　そうでなくてもたまたま僕は、薬を少なく使うことが好きだったのです。大学病院の循環器科に戻ってからは、上級医と中級医の僕と研修医の３人でチームを組んでいました。その頃、上級医の先生から「松野先生はギリギリの量の薬で、華麗に治していくよね」と言われたことがあります。「私の大体半分の薬で治している。私は松野先生の倍使わないと不安だ」と。僕はギリギリで治すのが普通だと思っていましたから驚きました。多いと確実に治せるかもしれないけれど、副作用も出ます。足りないと判断したら足せばいいのです。

東田　たとえば、ウインタミン（抑制系の抗精神病薬、通常1日30〜１００㎎、精神科領域では1日50〜４５０㎎）の場合、松野先生は何㎎から使われますか。

松野　僕は４㎎、あるいは６㎎ですね。スタートはそれくらいでないと、いきなり副作用が出ますから。製薬会社が最初から少量でつくってくれればいいのに、と思います。

東田　コウノメソッド実践医になる前から、センスが良かったのですね。

松野　医者になったときに父が、ひと言、「薬は少なめにな」と言ったのです。もらったアドバイスはそれだけでした。

東田　すごくいい話ですね。どんなお父様だったのですか。

松野　頑固者です。福岡県の大牟田《おおむた》市出身で、鹿児島大学医学部を出て医者になりました。九州男児はみんなそうかもしれませんが、友達のお父さんと比べても、こんな人いないだろうなと思うくらい頑固でした。

東田　そのお父様のアドバイスがあって、松野先生の今の処方があるのですか。

松野　それを言われたのは医学部を卒業して、研修医になったばかりの頃です。そのときは意味がわかりませんでした。

東田　高齢者の認知症治療は、薬の少量投与ができないと難しいのではないかと思うのですが、それを会得なさったのはコウノメソッドを始めてからになりますか。たとえば抗認知症薬には増量規定がありました。アリセプトなら3㎎から始めて、5㎎に増やさなければならない。必要なら10㎎に増やしてもいいと……。

松野　あの通りに処方する医者は、さすがに減ってきたと思いますよ。

東田　松野先生は、アリセプトなら何㎎使われますか。

松野　アリセプトはあまり使いませんが、1㎎の人はいますね。1㎎を1日おきだから1日にすると0・5㎎です。高齢者の人では、少し飲んだほうが元気が出る人がいるんです。逆に10㎎必要な人もいます。1㎎から始めて、3㎎、5㎎、8㎎と試して、10㎎ですごく覚醒がいいという人が。レビー小体型認知症なのですが、その人は先発品のアリセプトじゃないとダメ。後発品のドネペジルではダメでした。

東田　必ずしも少量投与ではなく、あくまでも適量処方ということですね。いろいろ試して、正解に行きつく感じですか。

松野　そうです。僕じゃなくて、家族が決めています。家族が、違いを教えてくれる。患者さんと家族に教わりながら治療しているんです。

東田　若い頃、循環器だけの専門医でいらした頃と比べると、医療観がずいぶん変わったのではありませんか。循環器の治療は検査の数値を見ていくのだと思いますが、認知症の治療は患者さんのバックグラウンドまで見なければなりませんよね。その人に何が良いかが、大きく違うでしょうから。

松野　いちばん顕著なのが血圧です。僕は循環器の医者だったから、血圧を１２０以下に下げることが仕事なんです。循環器って、そういう診療科ですから。

ところが匝瑳市民病院の内科外来でそれをやると、おばあちゃんたちがふらついて大変なことになります。みんな怖い、怖いと言うんです。「松野先生の薬を飲むと、フラフラする」と言われました。血圧を下げ過ぎて、脳貧血が起こっていたようです。市民病院のおばあちゃんたちが、高齢者の血圧は下げ過ぎてはいけないと教えてくれました。

急性期医療と認知症医療との深い溝

東田　でも、「血圧を下げろ」という教育を受けているんですよね。

松野　研修医時代、病棟の入院患者の状態を発表していたら、124㎜Hgという血圧を見て教授が怒るんですよ。そのくらい、洗脳されるということです。そのまま信じ込んでいる先生が、たくさんいるんでしょうね。僕もそう教育されていましたから、初めて父のクリニックに手伝いに行ったときに、血圧が140とか150の患者が多くて腹を立てました。「親父、何やってるんだ。ヤブ医者だな、こんな生ぬるい治療をするのは」と。おそらく父は、わかってやっていたんでしょうね。議論したことはありませんでしたが。

東田　大きな病院の勤務医だった頃と、クリニックを開業なさってからでは、医療観がどう変わりましたか。

松野　たとえば、現在の心臓の標準治療をやると、間違いなく認知症は悪くなると思います。血圧を下げると認知症が悪くなり、コレステロールを下げても認知症は悪くなる。長期的に胃酸抑制剤を飲めば、認知症が悪くなります。要するに、内科外来に通っていると、認知症のリスクが高くなる。薬剤性認知症、これが現代医学の大きな問題の一つだと思っています。

東田　加齢以外にも、重大な要因があるんですね。

松野　なぜみんな認知症になるんですか？　と訊かれたら、「内科外来に行っているからじゃないですか」と言いたい。過激に聞こえる発言ですが、薬剤性認知症が多すぎます。薬というものは代謝酵素を阻害する化学物質ですから、老化を促進してしまうのです。

東田　具体的に教えていただけますか。

松野　スタチンというコレステロール降下薬は、血管に良いと言いますが、ミトコンドリア毒、ビタミンＫ２阻害作用があることから、心不全、動脈硬化、骨粗鬆症、認知症などが進行しやすいと考えられます。今の医学界では、まだこれがなかなか認められない。日本で一番売れている薬ですから。

東田　降圧剤も、認知症をつくりますか。

松野　降圧剤は、慢性的に脳血流が低下してしまい、脳が栄養失調になると考えています。その結果、夜間せん妄を起こしたり、判断力が低下したりします。

東田　先ほど匝瑳市民病院のおばあちゃんたちの話では、ふらついて転倒骨折の原因にもなりますね。胃薬も良くないですか。

松野　胃酸抑制剤は、マグネシウムの吸収を阻害しますから、骨粗鬆症や認知症になりやすくなります。

東田　どの薬を飲んでも、胃腸薬はついてきますよね。

松野　認知症の治療は、ほかの先生方にこの3つの薬を減らしてもらうことから始まります。患者はみんなどれかを飲んで来ますから。これらを飲んでいると、コウノメソッドが効きにくいのです。コウノメソッドは繊細な処方術だから、こんな強力な阻害剤を飲んでいたら、脳は治せない。コウノメソッドで良くならない人がいるという理由の一つは、こなんですよ。

東田　松野先生は、診療科目を「認知症・発達障害外来」と「内科・漢方外来」に分けていらっしゃいますが、どのような考えでこのようにしていらっしゃるのですか。

松野　最近、発達障害の人を診るようになってきました。発達障害から認知症になっていく流れもありますから。僕はもともと循環器で心不全が専門ですから、脳だったら脳不全という風に大きく捉えています。今は発達障害の子どもも、うつも診ています。

開業当時から、漢方治療はすごく学習しました。認知症を始めたきっかけが、抑肝散の副作用でしたから。西洋薬で治せない症状も、漢方薬で結構治せます。多くの患者さんが認知症で受診しますが、膝が痛いとか、めまいがするとか、便秘だとか、いろんな症状をお持ちなので、漢方で幅広く対応しています。要するに、薬で良くなる人もいるし、漢方で良くなる人もいるし、サプリで良くなる人もいるということです。

サプリメントと栄養も強力な武器になる

東田　松野先生は、栄養療法も行っていらっしゃいますね。

松野　はい。タンパク質を補給することが有効なことから、プロテインやＥＡＡ（必須アミノ酸）をお薦めしています。自分なりにコウノメソッドを強化したところがあるとすれば、栄養を重視したことじゃないでしょうか。栄養が不足すると、脳は真っ先に影響を受けます。脳はすごくエネルギー消費が大きいし、あと神経伝達物質の原料はアミノ酸です。栄養不足の状態になると、薬も効きません。

東田　サプリメントでは「フェルガード」も使っていらっしゃいます。

松野　フェルガードは、認知症の治療に必須のサプリメントです。僕の認知症治療の、ベースになっていると言っても過言ではありません。配合や加工法を変えたものが何種類かあって、「ＮｅｗフェルガードＬＡ」は主成分のフェルラ酸（米ぬか油）とガーデンアンゼリカ（西洋トウキ）を同量含んだもの、「フェルガード１００Ｍ」はガーデンアンゼリカを2割に減らしたもの、「フェルガードＦ」はフェルラ酸だけのものです。僕はＦをよく使うのですが、興奮作用のあるガーデンアンゼリカが入っていないので、陽性系のＢＰＳＤ*が出ている患者さんは、まず「フェルガードＦ」で落ち着いてもらいます。

東田　「Mガード」というサプリメントはいかがですか。

松野　これは、脳内のグリア細胞を修復する働きが期待されるサプリメントです。最初は、失語症の人の言葉が出るようになるので使っていましたが、実はアルツハイマー型認知症に向いていることがわかってきました。

そこで僕は研究を重ね、抗認知症薬のメマンチン*と併用するといいことを発見したのです。「Mガード」がミエリンを再生し、メマンチンがミエリンを保護してくれるので、ダブル効果が期待できます。神経伝達物質の原料はアミノ酸なので、アミノ酸を加えればより改善するだろうと考え、MMA療法を開発しました。Mガード、メマンチン、アミノ酸の頭文字を並べてMMA療法です。この療法でアルツハイマー型認知症の治療を行ってみたところ、10人のうち9人の近時記憶、直前のことを忘れる症状が改善したのです。

東田　近時記憶が改善したということは、改訂長谷川式認知症スケール*で、「桜、猫、電車」など3つの単語を覚えてもらい、計算問題のあとで思い出してもらう「遅延再生」の点数が向上したのですね。これはすごいことです。

松野　生活上の見た目は変わらない人もいますが、できなかったことができるようになったのは素晴らしいことだと思います。症例を論文にまとめて、2021年に「認知症治療研究会」という学会で発表しました。

東田　赤ミミズ酵素も使っていらっしゃいますね。

松野　はい。「ルベスト」や「プロルベイン」などの商品名で出ているサプリメントを使い分けています。脳血流や動脈硬化を改善することで、認知症の症状改善が期待できます。

東田　ほかに自費のものはありますか。

松野　シチコリンとグルタチオン*ですね。皮下ないし静脈注射すると、歩行障害や意識障害が軽快します。これができることが、コウノメソッド実践医の強みです。

東田　昔からある安全な薬をごく少量使って治すのが、コウノメソッドの醍醐《だいご》味《み》ですね。サプリメントも、はっきり推奨しています。薬の使い方で難しいのが抗精神病薬ですが、時には大量投与もなさるのですか。

松野　少量だと治らない人もいます。人によっては抗精神病薬を多めに出して、ぐったりさせてから目覚めさせると妄想が消えたりするのです。コウノメソッド実践医仲間で情報共有して、難しいケースを乗り切ったりもしています。普通は怖くて大量投与できませんが、それが合いそうな人は経験でわかるようになってきました。

認知症のさまざまな病型をどう見分けるか

東田　日頃の診察ぶりをお聞かせください。認知症を疑って受診して来られた場合、初診にはどのくらいの時間をかけていますか。

松野　「市川フォレストクリニック」では、初診には1時間かけます。身長・体重測定、血液検査などから初めて、僕の診察自体は40分くらいです。匝瑳市民病院の認知症外来は、初診枠が30分です。

東田　問診票は使っていますか。

松野　はい。河野和彦先生と同じような、ごく簡単なものです。

東田　BPSDの聞き方は、どう工夫されていますか。本人の前で、いわゆる問題行動の話をするのは難しくありませんか。

松野　それは、レビースコアとピックスコアでわかるのです（レビースコアはレビー小体型認知症を、ピックスコアは前頭側頭型認知症を検出するチェックシート。どちらも河野和彦医師考案）。僕の場合、まず改訂長谷川式認知症スケール（30点満点の知能検査）をやって、FTLD検知セット（前頭側頭葉変性症の中の意味性認知症ではないかを調べる質問項目。河野和彦医師考案）をやって、その後レビースコアとピックスコアをつけながらカルテをつくっていきます。これらの中にBPSDが入っていますから、さりげなく聞いていくのです。特定の症状があるかないかキーワードを聞くだけで、エピソードは聞きません。

東田 情緒的な聞き方はしないということですね。

松野 ストーリーはなくて、治せる項目がピックアップされているだけです。ダラダラ書いても、治療に繋がりませんから。文章で書くと、次回、一から読み直さなければならないので、かえって不便なのです。数値化されているので、他人が僕のカルテを見ても何のことかわからない部分もあるでしょうね。

東田 診察室には本人と家族が来るのでしょうが、比率的にはどちらを中心に話を聞くのですか。

松野 両方です。意味性認知症、難聴などで本人と話せない場合は、家族が中心になりますが。

東田 告知はどのようになさっていますか。

松野 河野先生がつくった病状説明書という用紙を使います。そこにはアルツハイマー型認知症以下二十数個の脳の病気が羅列してあって、その中のいくつかに丸や三角を書き込み、どの可能性が高いかを説明します。そもそも認知症は、生前に確定診断することが難しいこともあり、言葉だけで断定的に病名を宣告しないように心がけています。

東田　画像検査などは、どうしていますか。

松野　薬の副作用などを調べるために心電図、胸部エックス線写真は撮ります。頭部のCTは近隣の総合病院に依頼しています。ときどき認知症ではないのに具合が悪い人、慢性硬膜下血腫や正常圧水頭症など治る認知症と呼ばれる脳の病気の人が来ますから。そういう人は、脳外科手術の適用です。認知症は、急に悪化しません。

東田　家族は先生に、情緒的な話を聞いてほしいのではありませんか。

松野　もちろん話は聞きます。診察中は僕がいろいろ質問して、それを数値化しながらカルテをつくって診断します。診断には情緒的な要素が入り込む余地はありませんが、それ以外の時間を使って十分話を聞いています。

認知症は家族の問題が大きくて、連れてきた家族が悩んでいるケースが大部分です。本人はあまり悩んでいなかったりするので、家族がいかに安心するかが診察の大きなポイントになります。配偶者もそうですが、子どもたちが悩んで受診されます。僕が改善策はあることを話すと、安堵して診察室で涙することも多いです。

東田　今までつらかったのでしょうね。

松野　そのつらさをどう解決していくか、どういう気持ちで認知症に取り組めばいいかを丁寧に話します。すると、認知症になっても改善策はあるんだ、光が見えたと言って喜んで帰っていかれます。治療はまだ、これからなんですけれどね。

東田　他所で治らないと言われた人などは、松野先生に出会えて嬉しいでしょうね。

認知症の症状は改善できると言い続けたい

松野　認知症は治りますすよ。全部とは言わないし、元通り（若い頃のよう）になるとは言いませんが、楽しく暮らせたり、家族がつらくなく過ごせたりする程には治ります。

僕の治療を受けて、改善しないところを探して「治らない」と言う人はいますが、僕から見たら「ずいぶん良くなったじゃない」と思うケースが大多数です。ネガティブなことにばかり、スポットを当ててはいけません。すごいじゃないですか、大なり小なり困っていた症状が治っているんですよ。

東田　ポジティブに見れば、ほとんどの人が良くなっていると。

松野　あの頃のお父さんに戻ってほしいという気持ちはわかるけど、ある程度老いも受け入れなければなりません。地球は「酸化していく星」ですから。酸化とは、錆びていくこと、老化していくことです。地球に生まれてきた以上は老いから逃がれられません。今、アンチエイジングがブームで、抗酸化、抗炎症と盛んに言われますが、酸化していく過程を味わうのが人生なのだと思います。

東田　時間の経過とともに老いていくのは、防げないということですね。その上で、年相応ではない病的な老化、それに伴う認知症の症状は治せると。

松野　そうです。症状は良くなる、ということを伝えていきたいのです。認知症の症状を良くするのは、難しくありません。それが僕は経験として十分わかったので、その楽しさを多くの先生方に知っていただきたいと思っています。

東田　どのお医者さんでもできますか。

松野　河野先生に教わりながら専門医じゃなかった僕ができたのですから、治したい気持ちがあればできると言いたいですね。

東田　認知症の名医になる条件は何でしょう。

松野　患者さんから学ぶ姿勢ですね。河野先生は、患者さんが教授だとおっしゃいました。なぜそうなのかと言うと、認知症は患者さんに教わりながら、腕を上げていくことができるからです。一発で治せるのが一番ですが、薬の副作用に気づけることはもっと大切です。意外とこれが難しいかもしれません。どんな副作用が出やすいのかを学んでいくことが求められます。

東田　副作用を訴えると、「認知症が進行しました」、「進行性の病気ですから」、「こういう病気なんですよ」と言いますよね。

松野　大きな病院ほど気づきにくい構造になっています。科ごとに「これはこうする」と決まっていて、そのレールに乗らないとダメなんです。自分の頭で考えることを止めて、専門医やガイドラインに書かれていることが正しいと思考停止に陥っている医者が少なくありません。

東田　松野先生のように、自分で治療法を研究する先生は少ないと思います。それに、学んだことをすぐに周囲に発信していらっしゃいますね。

松野　２０１４年から『ドクターマツノ認知症ゼミ』という名前で開催するようになって、２０２４年２月に80回を迎えました。１～２ヵ月に１度の割合で行っていて、スライドを使いながら僕が１時間少々喋ります。２０２０年７月からはＺｏｏｍ配信になりました。

東田　『ドクターマツノ認知症ゼミ』でネット検索すると、アーカイブとして過去の配信を見ることができますね。最近の回は、テキストをプリントアウトできて、とても助かります。内容はコウノメソッドを中心とした最新の認知症医療、これが無料で視聴できるのはすごいと思います。

松野　自分の学んできたことをまとめているだけなので、「無料」にこだわりを持ってい

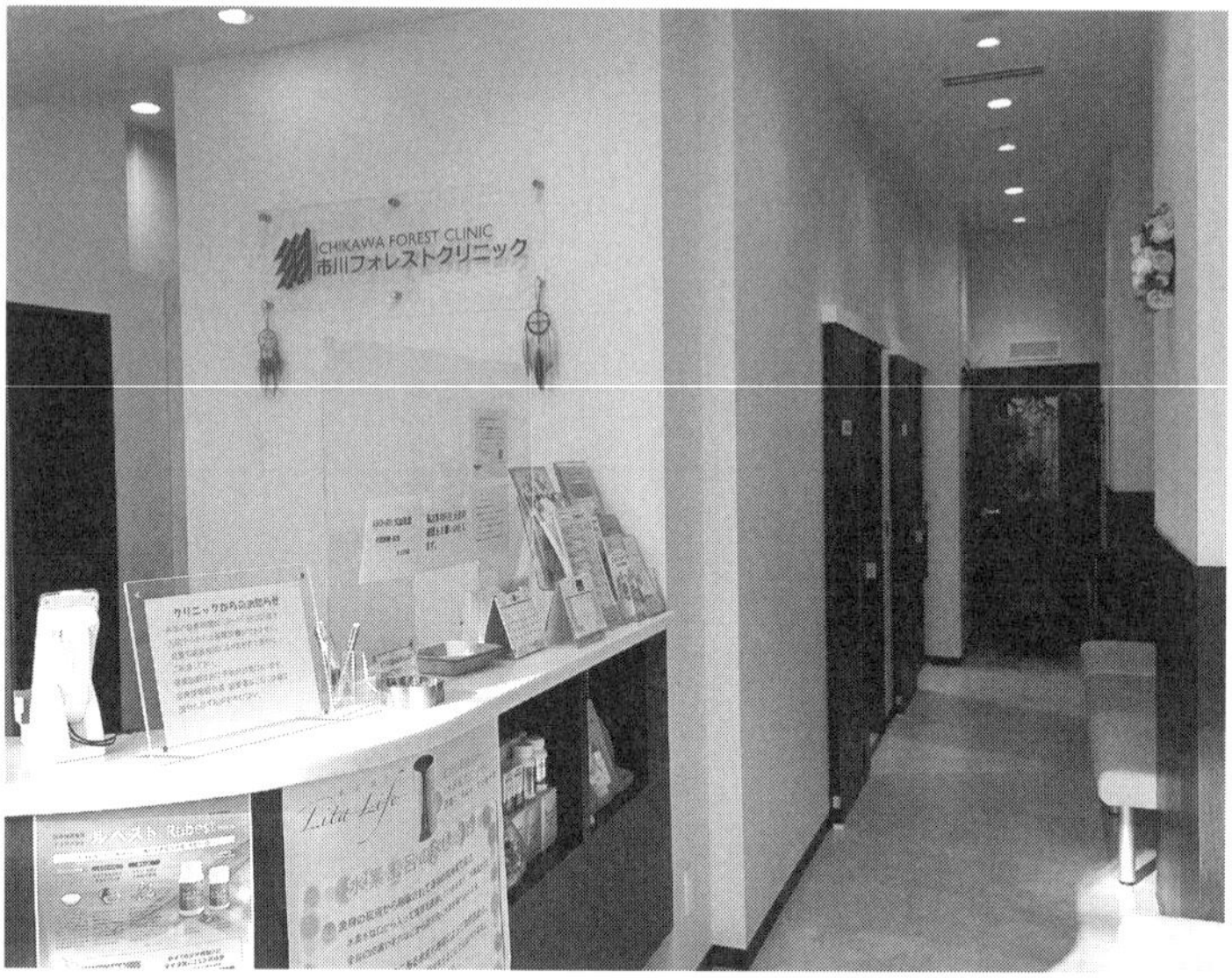

ます。一般の人向けにやさしく喋っていますが、中身は認知症医療の最前線です。このゼミの内容をコンパクトにまとめた本が、2021年3月に主婦の友社から出ました。『認知症　笑顔がよみがえる治し方』という本です。この本をまとめてくださったライターさんのお母さんが、私の患者さんでした。施設に入っていらしたのですが、最後は介護に苦労なさったようです。「10年前に先生と出会えていればよかった」と言われました。10年前の僕は、まだ開業していないのですが。

東田　日本の高齢化はまだまだ続きます。今は団塊世代が全員75歳以上の後期高齢者になる「2025年問題」の真っ最中ですが、あと約30年後には75歳人口が国民の4人に1人になる「2054年問題」が待っています。高齢化の問題、認知症の問題は当分なくならないので、まだ50代の若い松野先生には、ぜひ長期にわたって頑張っていただきたいと思います。

■インタビューを終えて

松野先生のお父様は開業医で、兄弟は二人、下に弟さんがいらっしゃるそうです。「皆さん、医療関係のお仕事をなさっているのですか」と伺うと、驚くような返事が返ってきました。

「母は、昔、ファッションモデルをやっていました。そんな関係で私も赤ちゃんモデルデビューしました。まったく記憶はございませんが（笑）」

改めて松野先生を拝見すると、お母様がモデルだったことが納得できるくらい、端正なお顔をしていらっしゃいます。だからといって軽薄な感じは一切しません。まっすぐ相手の眼を見て艶のある声で静かに語るご様子から、物事に真摯に向き合う姿勢が伝わってきました。診察室で印象的だったのは、カルテを見せていただいたときです。BPSDの聞き取りが驚くほどスムーズに行われていました。「風邪薬が効きすぎることはないですか、幻覚はないですか、気を失ったことはないですか、寝言はないですか、むせやすくないですか……」と流れるように質問が続き、わずかな時間で診断がついてしまうのです。コウノメソッドをここまで見事に取り入れてカルテをつくれるお医者さんがほかにいらっしゃるでしょうか。この手際の良さは、一流の証だと感心させられました。

見た目も診察もスマートな、信頼感の持てる先生でした。

［第7章］

自分が見たい現実を、自分でつくる

平山貴久

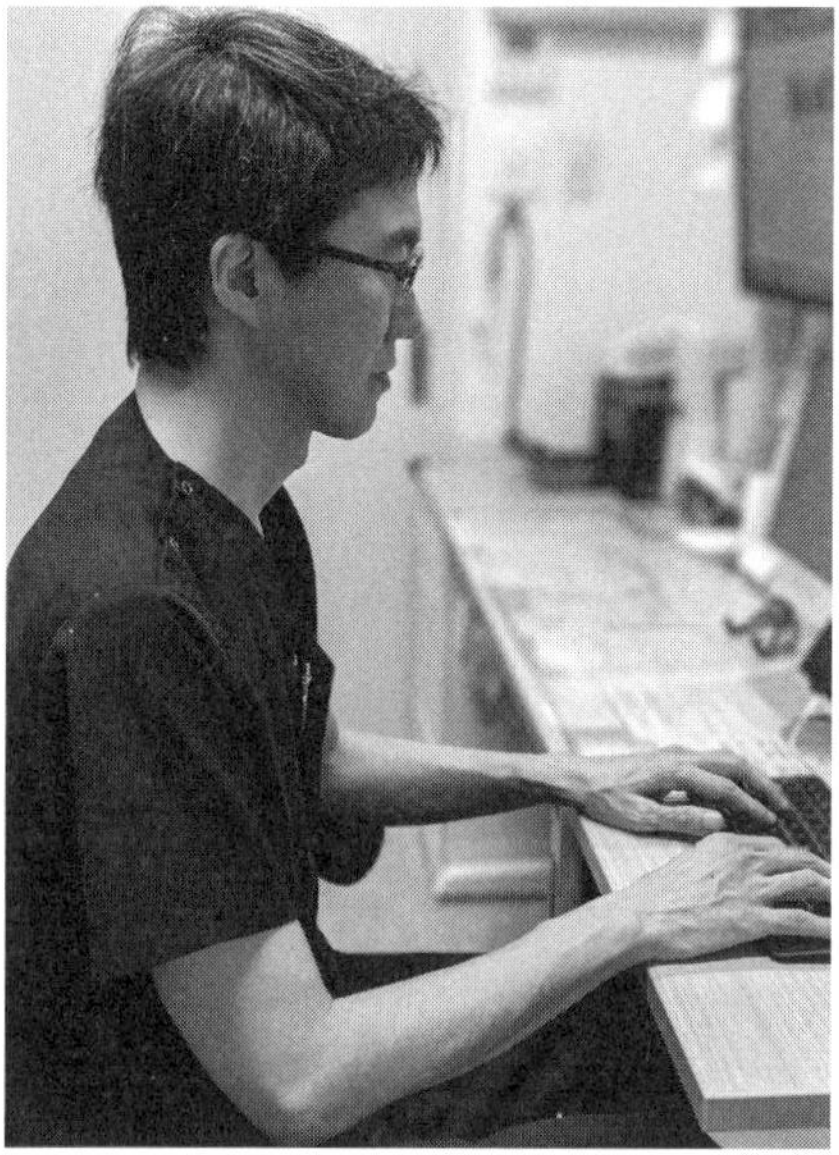

ひらやま・たかひさ

1975年鹿児島市生まれ。鹿児島大学医学部卒業後、同大学脳神経外科教室に入局。熊本済生会病院、鹿児島県立大島病院、厚地脳神経外科病院などを経て、2016年4月鹿児島市に「ひらやま脳神経外科」を開業。脳神経外科専門医、認知症サポート医、コウノメソッド実践医。認知症治療の症例や生活習慣病等について、日々の様子を綴った『鹿児島認知症ブログ』を公開中。

脳神経外科医が外来で感じたカルチャーショック

平山医師は鹿児島市に生まれ育ち、高校3年生のとき進路を医学部に定めたそうです。

「僕らは新設高の一期生でした。進路指導実績が何もない状況だったので、先生たちもどうしていいかよくわからず、〝受けたいところを受けろ〟みたいな感じでしたね。だから大量に浪人生が出ました（笑）。僕は2年浪人して、鹿児島大学の医学部に入りました」

鹿児島大学の医学部を卒業した平山医師は、同大学の脳神経外科教室に入局しました。平山医師の時代はスーパーローテート（2年間いろいろな科を回って研修し、その後自分の好きな診療科を選ぶ制度）ができる前だったので、卒業と同時に脳神経外科に「入ってもいいですか」と聞き、了承されて入ったそうです。

東田　1年目は鹿児島大学の大学病院で、脳腫瘍を中心に研修なさったのですね。

平山　大学病院の使命みたいなものですね。

東田　脳にできるがんということですね。開頭手術などをなさっていたのですか。

平山　まだ何もできませんから、先輩方についていろいろ教えてもらいながら手術に立ち会っていました。術者という立場では1年目はとても使い物になりません。見学しながら修行を積む、といった感じでした。

東田　2年目以降は、関連病院で脳血管障害の治療に携わられました。いわゆる脳卒中、脳出血、くも膜下出血、脳梗塞など救急の患者さんですね。激務ですよね。

平山　夜討ち朝駆け生活ってやつです。いつ何時でも患者さんは来ますから。

東田　ある本で「奄美大島《あまみおおしま》時代にカルチャーショックを受けた」と語っていらっしゃいます。奄美大島の県立大島病院へ部長職で出向なさったのは、何歳くらいですか。

平山　35歳くらいの頃で、3年間出向しました。妻と生まれたばかりの娘と一緒に行きました。

東田　奄美大島に転勤なさるというのは、奥様は反対なさらなかったのですか。

平山　特に反対はされませんでしたが、あとで聞くとプレッシャーはあったそうです。大変だったのは、出会う患者さんの層がガラリと変わったことでした。脳外科医というのは部長職になって初めて外来の割合がワッと増えるのです。それまでは手術、病棟、救急外来、みたいな感じで、定期外来のコマ数はそんなに振られないんですけど。部長職になると朝から夕方までずっと外来、みたいな日が増えました。

東田　外来が増えて何が起こるかというと、認知症との出会いでしょうか。

平山　そうです。長期フォローをしていくということが、どういうことなのか、身をもって知りました。県立大島病院脳神経外科の歴史は何十年もあり、昔の先輩が手術をして一命を取り留めた患者さんたちが、外来には大勢いました。

東田　そういう方々を継続して診るわけですね。

平山　そうです。そういう人たちが、加齢とともに認知症を発症していったときに、「認知症だから精神科に回そう」というのはどうなのかなと思いました。

奄美大島で出合った認知症とコウノメソッド

東田　奄美群島（奄美大島、喜界島《きかいじま》、加計呂麻島《かけろまじま》、請島《うけじま》、与路島《よろしま》、徳之島《とくのしま》、沖永良部島《おきのえらぶじま》、与論島《よろんじま》）は総人口約10万人ですから、認知症の高齢者が多いことに驚いた。でも、なんとかしなきゃいけなかったわけですね。

平山　そうですね、一旦、脳外科医が関わった以上は……。僕は自分が関わった人は、極力自分で診たいなという気持ちがもともとありました。認知症になったからほかの科へ、というのはおさまりが悪い感じがして、自分で勉強していろいろ取り組んでみようかなと思ったわけです。インターネットでいろいろ調べていく中で出会ったのが、コウノメソッドでした。

東田　もう時代からして、河野先生のブログはありましたよね。

平山　そうです。書籍よりも先に、河野先生のブログに辿り着いたのかな。

東田　『ドクターコウノの認知症ブログ』、あれは本当に細かいですよね。ご覧になって、やはりびっくりしましたか。

平山　びっくりしました。そういうCT画像の見方があるのかと。脳外科専門医の僕は、それまでそういう見方をしたことがなかったという驚きでした。

東田　平山先生も、もちろん脳のCTは年中撮ってらっしゃいますよね。

平山　はい。でも、その（コウノメソッドの）見方で初めて見えてくるものっていうのはあるんですよね。認知症を診るときはここを、という見方で見たことはなかったのです。海馬の萎縮くらいにしか気を留めていなかった。あとは、正常圧水頭症の画像所見みたいなことは脳外科医としておさえてはいたけれども、それ以外のCT画像の見方とか、前頭葉の特異的萎縮とか、こういうのに気をつけたほうがいいよというのは、河野先生のブログや書籍から学びました。

東田　奄美大島で外来の認知症高齢者をたくさん診て、鹿児島市内へ帰って2016年にこの「ひらやま脳神経外科」を開業なさるまでに2年間の間がありますね。その間はどこかへ勤めていたのですか。

平山　はい。鹿児島市内にある厚地脳神経外科病院の勤務医でした。奄美大島から帰ってきた当初は、急性期の診療と認知症の診療の両立ができないものかなと思っていたのですけど、早晩諦めました。

東田　外科を諦めたのですか。

平山　開業に関しては、奄美時代から漠然と頭にあったのです。ただ、脳卒中の急性期治療をスパッと諦める気にもなれなかった。それで、どの程度両立できるかを模索しました。赴任した先の病院には、認知症を診るということは前もって伝えていましたが、赴任して1～2ヵ月で両立は難しいと感じました。奄美大島での僕の活動をどこで知ったのかわからないけど、鹿児島へ帰ってきてすぐ、複数のケアマネさんが外来に自分の利用者さんを連れて来るようになりました。自分でもよくわからないところで、認知症医療への期待度が上がっているような感じでした。また、手術中に患者さんのことでケアマネさんから電話がかかってくることもありました。これでは手術に集中できません（笑）。

東田　そりゃあ大変だ。連れて来るってことは、「今診てください」ということですよね。

平山　理由はよくわからなかったんです。その頃はまだブログも始めていないし。

東田　特に発信しているわけでもないのに。じゃあ、口コミですかね。認知症の患者さんをケアマネさんが連れて来られたら、平山先生としては放っておけないですね。

平山　ですね。脳卒中の急性期治療はまあ、僕じゃなくても、というところはあるんですよ。僕の個人的な手術に対するこだわりとか、そういうのは置いておいて、僕じゃなくても脳卒中を診る医者はいっぱいいるわけです。そう考えたとき、認知症メインでやっていったほうがいいかな、そのほうが喜ぶ人が多いのかなと思いました。

東田　ということはもうその頃には、コウノメソッドを使って喜んでもらえるぞという手応えを感じていらしたのですね。

平山　そうですね。手応えは感じていました。

脳神経「外科」医のキャリアを終えた日

平山医師は『鹿児島認知症ブログ』というブログを書いています。「ひらやま脳神経外科」のホームページから入ってそれを読んでいくと、２０１６年3月25日の記事に出合いました。同年４月からいよいよ開業する直前の心境が綴られていました。以下、そのブログを引用します。

●2016年3月25日
脳神経「外科」医のキャリアを終えた日に思うこと

今日が勤務先での最終出勤日であった。外来を終えたあとに自分のクリニックに向かい、そこでCTやレントゲンなどの機材の確認を行った。いよいよという気である。

平成28年4月から切る、新たなスタート
明日の手術の事を考えて眠れぬ夜を過ごしたり、当直で一睡も出来ないまま手術に入ったり、手術中のピンチに冷や汗をかいたり、術後管理に頭を悩ませたり、酔っ払いに罵倒されながら傷の縫合をしたりする生活は、今日で終わった。

一抹の寂しさはある。

特に手術から離れるということに対する寂しさは、恐らく一生続く気がする。事前に入念にデザインして臨んだ手術が思いどおりに成果が出せたときの達成感や、術中に見舞われたピンチを乗り切ったあとに得られる爽快感こそ、外科医をやっている醍醐味と言えた。ここから離れることは、やはり寂しい。

今後は、外科医を続けながらは到達することが難しいと感じた領域に足を踏み入れていく。

――これまでの全ての経験に感謝して、自分のやるべき事をやり続ける。自分が見たい現実を自分でつくり出すべく、やり続ける。

このブログにある最後の一行は、「ひらやま脳神経外科」の理念にもなっています。私が平山医師に座右の銘を伺ったときにも出てきました。

東田　座右の銘にしている言葉はありますか。

平山　好きな言葉は、「人は現実のすべてが見えるわけではなく、多くの人は見たいと思う現実しか見ない」です。そこから「自分が見たい現実を自分でつくり出すべく、やり続ける」を座右の銘にしました。開業のときに掲げた理念でもあります。

東田　そういう立場で、すべての人たちに寄り添い続けたいということですね。これは就業規則にもなっていますね。

平山　そうです。当院の理念かつ就業規則です。「人は現実の～」は、古代ローマ時代の英雄ユリウス・カエサルの言葉らしいですね。20代のどこかでその言葉を目にしたのですが、世の真実の一つを穿《うが》っていると思います。

東田　貴院の理念は、次のように続いています。

「病気や人生が持つ不確定性に患者や家族は不安を持つ。我々は医療を提供する側ではあるが、不確定性に不安を持つという点では、患者や家族と何ら変わりはない。この視点を忘れずに、そして多くの人達が見ようとしない現実から目を逸らすことなく、当院を訪れるすべての人達に寄り添い続ける」

脳神経外科医から認知症の専門医に転身なさるときの覚悟のようなものが、よく表れていると思います。

平山　ありがとうございます。そう汲み取っていただけると嬉しいのですが、僕自身は認知症の専門医だとは思っていないんです。脳神経外科の専門医というタイトルは一応持っていますが。日本精神医学会とか日本老年医学会の認定専門医というのは持っていません。認知症高齢者をたくさん診ているという自覚はありますが、認知症専門医の看板を掲げているわけではないのです。

東田　医学会やアカデミックな権威と距離を置くためだと思います。そういうところでは、まさしく「見たいものしか見えていない」のでしょうね。平山先生は、ご自分の見たい現実をつくり出したいとおっしゃる。そこに、内に秘めた闘志を感じます。

「ひらやま脳神経外科」の診察スタイル

訪ねて行って私が驚いたのは、「ひらやま脳神経外科」の立地でした。鹿児島市の中心部、上荒田町《うえあらたちょう》のクリニックを訪ねると、目の前には「巨大な」と形容するしかない鹿児島市立病院がそびえ建っています。内科、脳神経外科など32科を擁し、600床近い入院ベッドを備えた大病院です。

最寄りの電停（路面電車の停留所）名も「市立病院前」。こんな大きな公立病院の真正面に開業する勇気が持てたのは、なぜなのか尋ねてみました。

東田　来てみてびっくりしました。市立病院の隣、というか真正面なんですね。こんなところによく開業できたなと思います。

平山　それは皆さんから指摘されるんですよね。

東田　もちろん市立病院にも脳神経外科がありますよね。脳神経外科とあっちが標榜し、こちらがクリニック名として出されると、全部あっちに取られるような気がするのですが。

平山　ああなるほど、そういうふうに思われるから、皆さんそう訊かれるんですね。市立病院みたいな大病院の脳神経外科は基本的に、超急性期を診る科なんですよ。脳梗塞や脳出血、くも膜下出血、頭部外傷などで緊急入院を前提とした治療が行われる病院ですので、僕のクリニックとは競合はしないですね。

東田　市立病院は、救急車で運ばれて来る患者さんが多いのですか。

平山　そうそう。「ちょっと頭が痛いんだけど診てもらえるかな」といった受診はできない病院です。それは市立病院に限らず、この規模の大病院ならどこも同じだと思います。

東田　脳神経外科のお医者さんが担当する症状の一つに頭痛がありますが、頭痛って受診しにくいですよね。特に大病院へは。

平山　そうですね、割れんばかりの突然の頭痛だったら、くも膜下出血を疑って救急搬送でしょうが、いつもの頭痛で大きな病院を受診しようとする人は少ないでしょう。そもそも国が、大病院を簡単に受診しないようにハードルを上げてきているので。紹介状がなければ診療費とは別に7000円以上必要、とか。

平山医師の語り口は、とても穏やかです。イントネーションは柔らかな鹿児島弁。コウノメソッドのセミナーでお目にかかった程度でほとんど初対面の私に、丁寧に接してくださいました。質問はまず、認知症をどのような体制で診ているかから始めました。

東田　認知症の疑いで受診される方の初診時には、時間をかけますか。

平山　最低でも診察に30分はかけます。

東田　検査を含めると、もっとかかりますね。

平山　はい。開業当初は診療配分がよくわからなかったので午前中に2名、午後に2名初診を受けるスタイルでやっていたのですが、あっという間に行き詰まりました。それでもしばらくは頑張ってやりましたが、待ち時間が大変なことになったのです。認知症だけを診ているわけではないので、ほかの患者さんたちとの兼ね合いで、午前、午後に2人ずつ診るのはもう無理だなと。現在は午前中の診療の最後に1枠設けて、そのあとはいないのであとを気にせず診られます。午後は4時に1枠。そこからの30分はもう再診は入れずに完全に潰しています。それが今は精一杯ですね。

東田　それだけ時間をかけないと。最初が大事ということですね。

平山　最初が一番大事です。最初の出会いで、これからどうなっていくのかのおおよそのイメージを持ってもらう必要があるので。

東田　どの先生にかかるかによって患者さんの運命が変わりますよね。アルツハイマーならとりあえずアリセプト*という医者がすごく多いじゃないですか。こんなにアルツハイマー型認知症が増えたのは、介護保険が始まった2000年から主治医意見書*を書かなくてはいけなくなったことが大きいと思います。

これまで認知症の治療などやったことがない内科の先生が、改訂長谷川式認知症スケール（知能検査）をやるようになった。診断書に「認知症」と書くと、要介護認定に影響しますから。家族も介護保険サービスを多く使えるようにしたいから、それを求めるような傾向が生まれました。治療できないのに診断をつけて、アリセプトが出てくる。初診からいきなり出ますよね。あれで世の中がおかしくなったんじゃないかと思っています。

平山　それだけ期待も大きかったとは思います。それまでは薬がない中で四苦八苦されていた先生たちの期待が。認知症でアルツハイマーという病名がつけば、アリセプトを出せますから。

科学というものは、分類が基本にあるじゃないですか。植物学も鉱物学も、新しいものを見つけたらそれに名前をつけて分類する。認知症も、これは何だろうねとなったら、アルツハイマーと名づけよう、ピック病と名づけようとなり、この病気にはこの薬、と路線が敷かれたら医者が考える負担が減る。そういう路線に無意識に乗るのは危ないと思います。それで患者さんたちが幸せになるならまだいいのですが、残念ながら、そうとは限らないことのほうが多いです。

守りたいのは、患者さんの「自己肯定感」

平山医師は、認知症を疑って来院される患者のご家族に自作の資料を渡しています。10ページ近くあるその中身は、「色々なタイプがある認知症」「抗認知症薬について知っておきたいこと」「認知症に使われる、抗認知症薬以外の薬やサプリメント」「認知症の予後について」「介護保険の申請について」と役立つことばかりです。

その中で「当院からお伝えしたいこと」として、「認知症と診断された方のご家族へ」という項目があります。その2番目の項目に心を打たれたので引用します。

●プリント「認知症と診断された方のご家族へ」より

患者様ご本人のプライドを尊重する（自己肯定感の維持に努める）

ガンやその他の病気にかかったときに、「まさか……」とか「何で自分が……」と考える人がほとんどだと思います。これはつまり、多くの人が普段「自分は大丈夫」と思って生きていることの証明に他なりません。

「自分は大丈夫」と考える（考えたい）のは、認知症の方でも同じです。ご自分が認知症であると認識できる患者さんは少なく、多くの患者さんは「自分は大丈夫」（認知症ではない）と考えます。

ただし、認知症の方は自分で自分の生活を安定して維持することが難しいため、「大丈夫って言っているけど、自分の世話すら出来ないじゃないか！」と、他者から思われてしまいがちです。

「自分が認知症という病気なんだという自覚を持って、私たちの言うことを聞いて欲しい」というご家族の声を、これまで多く耳にしてきました。お気持ちは分かりますが、是非分かって頂きたいことがあります。

それは、認知症とは後天的に身につけた様々な記憶や能力を手放すだけではなく、自分自身を認識する力も衰えていく病気だということです。

脳の神経細胞が減り続け、「自分が何者か」という認識が段々と薄らいでいく方たちに、「あなたは自分で自覚できないだけで、認知症という病気なのです。その病気で家族が困っているので、ちゃんと自覚して家族に迷惑をかけないようにして下さい」と言うのは、酷な話だと思いませんか？

人間であれば誰しも持っている（持っていたい）「自分は大丈夫」という想いを、当院では尊重しています。自分は大丈夫という想いとはすなわち、「自己肯定感」のことです。

治療で時計の針を巻き戻すことは出来ませんが、せめて、患者さんが育んできた自己肯定感は守りたい。

これは自分の経験上明らかなことですが、「認知症と自覚せよ。人に迷惑をかけるな」と周囲から言われ続けた患者さんは、それまで出来ていたことが早々にできなくなっていきます。つまり、自己肯定感を否定されると、認知症の進行が早まってしまうということです。

介護を続けるなかで、どうしても腹が立つことはあるでしょう。それは仕方の無いことだと思います。それでも、患者さんの自己肯定感を否定するような言い方はしないであげて下さい。

当院では基本的に、患者さん御本人には「大丈夫ですからね」という声かけのみ行っています。目的は勿論、自己肯定感を維持してもらうためです。「全然大丈夫じゃないのに……」とご立腹されるご家族も時にいらっしゃいますが、どうかご理解下さい。

東田　本人には「大丈夫ですからね」としか言わない、ということをあらかじめご家族に伝えているのですね。いわゆる問題行動、BPSD*と呼ばれる症状に悩んでいるご家族もあります。ご家族の悩みは、どう受容するのですか。

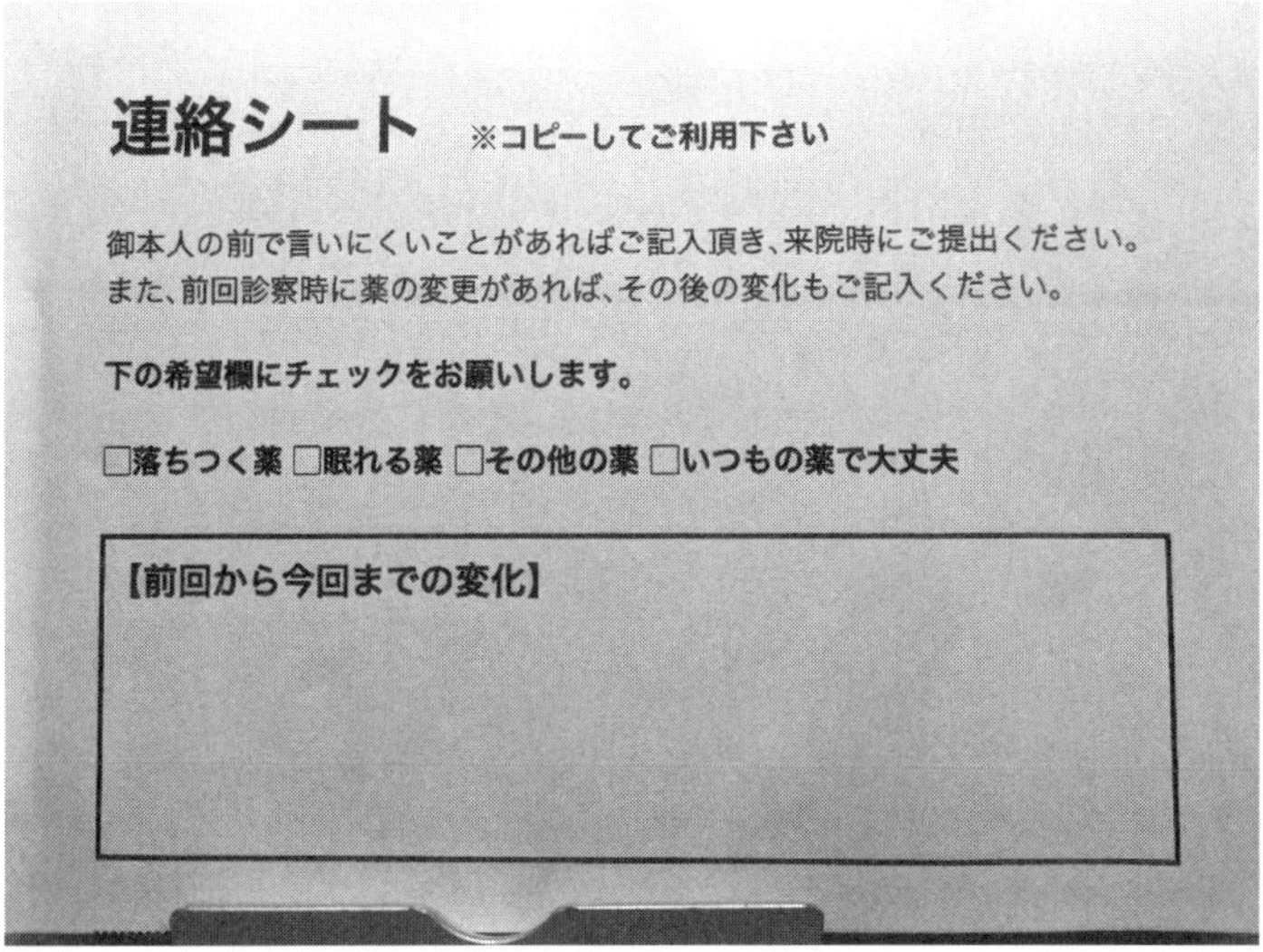

連絡シート　※コピーしてご利用下さい

御本人の前で言いにくいことがあればご記入頂き、来院時にご提出ください。
また、前回診察時に薬の変更があれば、その後の変化もご記入ください。

下の希望欄にチェックをお願いします。

□落ちつく薬 □眠れる薬 □その他の薬 □いつもの薬で大丈夫

【前回から今回までの変化】

平山医師が家族に渡している「連絡シート」

平山　問診票を当院のホームページからダウンロードできるようにしてあるので、事前に書いてお持ちいただく人もいれば、来てから書き込む人もいます。（見せていただきましたが、6枚もある詳細なものでした）。書いていなければ、「次回再診のときにお持ちください。受付のスタッフに渡してくだされば必ず目を通します」と、クリニックとご家族とのやり取りのための連絡シートを渡します。患者さんご本人が「大丈夫」と言うのは、織り込み済みなんです。それを「大丈夫ですね」と僕が対応したら、ご家族がどう思うのかもわかっています。

　その上で、ご家族には前もって、「診察室では、お父さん、またはお母さんは、大丈夫ですからね、としか言いませんよ」と伝えます。ご本人の通院のモチベーションを下げるようなことはしたくありませんから。記憶力が衰えていくのを何とかしたいとご家族は望みますけど、そこを僕はもう、白旗とは言わないけど「正直厳しいです」と白状します。「粘り強くいろんな工夫を考えていきますので、一緒に生活を支えていきましょう」と、最初にお伝えすることが多いです。

薬よりも介護の力

『鹿児島認知症ブログ』では認知症の知識や症例、ご自身の考えなどを発信しています。その中から、他の医師との考え方の違いが際立つ記事を紹介します。

施設側が困っているのか。家族が困っているのか。

最近、「親は施設に入っているから、日常自分は介護はしていません。でも今日は、施設から〝認知症の疑いがあるから診て貰った方がいいですよ！〟と言われて連れてきたんです……」というケースが増えてきたように感じている。

今回家族が持参した（施設の）主治医の情報提供書には、「最近、不穏と興奮があります。また、何回も自宅に電話をかけるなどの異常行動もあります。ご家族が貴院受診を希望しましたので、宜しくお願いします」と書かれていた。この主治医は、患者さんが不安に駆られ自宅に電話をかけることを、「異常行動」と考えるらしい。ご家族に聞くと、「確かに電話はよくかかってきますが、施設で普段どのように暮らしているか、詳しいことは分かりません」と話す。

恐らくは、対応に困った施設が担当医に働きかけて、受診を促したというのが真相だろう。それはそれでいいとしても、施設が希望して受診させるのであれば、事情を説明出来る施設スタッフを同伴させるべきだと思う。しかし残念ながら、今回のケースでスタッフ同伴はなく、施設からの情報提供書を家族に持たせてもいなかった。

そもそも家に電話をかけてしまうのは「不安」からだと思うのだが、「異常行動」と表現される背景にあるのは、恐らく医者側の（施設側の？）想像力の欠如と語彙力不足。

●何故、頻繁に電話をかけるようになったのか？

●何故、2ヵ月ほど前から不穏が見られるようになったのか？

上記の理由を考えるのが大事なのだが、面倒くさい時には「それは認知症になったからでしょ」とするのが最も手っ取り早い。ただしそれは、別の言葉でいうと〝思考停止〟であるが。

家族に頻繁に電話をかける行動は、「記憶障害からくる遺失への不安感から、頻繁な電話という家族への確認行動に繋がっている」と表現できると思うのだが、「異常行動」と一刀両断のアセスメントをしてしまうと、そのあとに「じゃあ、異常行動を抑えるために薬を処方しよう」となりやすい。

こういった想像力や語彙力の欠如が、お手軽な、そして過剰な薬剤投与に繋がっているように思う。

これは介護力のない施設の問題、そして介護の重要性を理解しない医者の問題だと感じます。私との対談でも平山医師は「薬より介護」と力を込めました。

東田　介護の力というのも、認知症においては大きいのではないかと思います。診察室に置いてある本を見たら、三好春樹さんの本がいっぱいありました。

平山　自分にとってはバイブルです。我々医者のアドバイスというものが薬に関してだけだったら、片手落ちもいいところです。薬だけで生活を支えられるはずもない。介護の妨げになるような症状は可能であれば薬で鎮《しず》めてあげたいですけれど、薬が効きすぎて過鎮《かちん》静《せい》になると、身体介助量が一気に増えますからね。そういうことも避けなくてはならない。介護についてのアドバイスができないと、薬の副作用で介護が大変になってしまうということの説明もうまくできなくなってしまいます。

東田　なるほど。家族または施設のケアマネさんあたりから、「暴れるのでおとなしくなる薬を出してください」と言われるケースもあるかと思いますが、そのときにはちゃんと副作用の怖さも伝えるわけですね。

平山　そうです。本当にその観察でいいのかと。あなたたちの大変さもわかるからとりあえず処方してはみるけれど、毎回処方後の観察レポートを出すようにと伝えます。そのレポートが拙《つたな》すぎれば、僕はもうこれ以上薬は出さないというラインも決めています。どんな観察をしているのかは、レポートを見れば一目瞭然です。中には感情丸出しのレポートもありますから。「クソ！」と思いながらやっているのだろうなとわかります。そういう人たちの要望に素直に乗っかって、望むがままに抗精神病薬を出すのは危険です。ある事例では、「住居ユニットを移ったらどうですか」と家族に言いました。「今のユニットでケアしている職員がダメだ」と感じたからです。結果、その患者さんは自然と落ち着きました。

ある患者家族との対話から

私が取材に伺ったのは、水曜日の午前中でした。水曜日の午後は休診で、午前中最後の枠は予約して受診した認知症外来の患者さんに充てられます。

診察室の後ろ、看護師さんなどが通る通路に椅子を置いて、遠くから平山医師の診察風景を見学させてもらいました。最後の患者さんは、かなり早めに来院されましたが、「この人だ」とすぐにわかりました。中年夫婦に連れられた80代半ばの女性でした。

3人は診察室の隣にある処置室に入り、看護師さんからさまざまな事前検査を受けました。立体形の模写、時計描画、改訂長谷川式認知症スケールなどです。知能検査では遅延再生（桜、猫、電車などの単語を覚えてもらい、計算問題のあとで思い出してもらう）が行われ、看護師さんが「花の名前ですよ」「動物ですよ」「乗り物ですよ」と答えられなかった患者さんにヒントを出す声が聞こえました。

その後、３人が診察室に入りました。平山医師による認知症診察の開始です。最初の問診では、中年夫婦から母親の様子を心配する言葉がたくさん出ました。夜中のトイレ、食の細さ、記憶力の減退、探し物の多さなどが語られていきます。

先に行った立体形の模写では、平山医師から「このくらいなら大丈夫」と言われ、診察室が和みました。時計の針を書き込む問題では、「10分」と時計盤の上に文字を書いたようです。改訂長谷川式は30点満点のうち21点。「認知症」と診断してもおかしくない微妙なラインでした。しかし、平山医師の言葉に、私は正直に言って驚かされました。

80代半ばの女性への語りかけです。

「これは男性が70歳、女性75歳くらいで亡くなっていた頃にできたテストです。もの忘れが始まる前に、多くの人にお迎えが来ていました。○○さんは長生きをしたから少し間違ってしまったけれど、大丈夫ですよ」

その後、抗認知症薬の説明がありました。おそらくお子さん夫婦が処方を望んでおられたのでしょう。平山医師の説明は、こうでした。「もの忘れが薬で治るわけではない。副作用で怒りっぽくなったり、歩行障害が出たりすることもある。風邪薬のようには気楽に飲めない、気をつけるべき薬」。明らかに、「お薦めできない」という口調でした。

──「穏やかに機嫌よく年をとっていきたいですよね。テストの点数が多少悪くても、嫌なことは忘れて、ニコニコしている人のほうがずっといいと思いますよ」

中年夫婦はそれを聞いて「様子をみます」と答えました。

「これを読んでみてくださいね」と平山医師から、認知症についての資料が渡され、日常生活を送る上でのアドバイスに移りました。

──「ケガに気をつけて。内臓の病気は仕方がないけれど、ケガは気をつけていれば結構防げますよ。ケガをして入院すると、一気に衰えてしまいます」

こうして約30分の診察が終わりました（検査を入れて約1時間）。印象に残ったのは、平山医師が肝心なところで鹿児島弁になることでした。

東田　最後の患者さんは初診だったのですね。改訂長谷川式が21点。それなのにお薬を出さなかった。でも抗認知症薬の説明をなさって。効果、それから特に副作用を丁寧に話しておられました。

平山　ですね。特に、独居の方にはまず出さないですよ。

東田　あの方は独居なんですか。

平山　独居です。見守り体制が担保されてない状況では抗認知症薬は処方しません。もし、デイサービスが週2とか週3で導入されていて、薬でいい変化がありそうなら使ってみたいというご要望がご家族からあれば、デイサービスにお願いしてそのとき限定で使えるようにします。その後の変化はデイサービスのスタッフたちに見守ってもらいます。そういう形で抗認知症薬を導入することはあります。

東田　患者さんに、「笑顔が大事なんだよ」とおっしゃっていましたね。「記憶力を良くしようとして副作用の心配をしながら薬を飲むより、記憶に多少の問題があってもニコニコ明るくしているほうがいいと思いますよ」と。それはご家族も納得なさったようでした。ご家族の葛藤も受容しているのですね。診察の中で、ここぞというところで鹿児島弁が出るのには感心しました。

平山　ご年配の方たちは、（鹿児島弁で）顔がほころびますね。かしこまっている方が多いですから。

東田　堅苦しくならないように心がけていらっしゃるのですね。

平山　今日、家族が代理で来られた方がいて、お母様が89歳だったかな。「私は何もしていないのに、頭の病院に連れて行かれた」と屈辱《くつじょく》に思って病院から足が遠のいたそうです。そういう人は多いとは言いませんが、います。「あなたの頭を治療しているんですよ」と本人に感じさせた時点で、僕の負けなのでしょう。そのような言い方をしたわけではないけれど、その患者さん本人がそう思ってしまった。脳神経外科の看板の「脳」の字だけで、自分の脳が疑われていると思う人もいます。それはまあ、僕にはどうしようもないことですね。

本人だけでなく、家族を見て少量投与を

東田　コウノメソッドにはいくつか柱がありますが、家庭天秤法（第5章参照）はなさいますか。薬の出し入れを家族にやってもらうというやり方です。

平山　それをできる人たちは限られますね。こちらが設定した薬の上限量を守れないだろうなと感じたご家族に、家庭天秤法を試してもらうようなことはしません。

東田　本人だけでなく家族も見ないといけないわけですね。陽性症状が出ているときの抑

制系の薬剤というのは、ぐったりしてしまったらすぐにウォッシュアウト（完全休薬）しないと。

平山 それは必ず言い添えますね。

東田 今日は、ウインタミンの話をしたいと思って来ました。私も、介護職の人に向けてセミナーをしています。その中で、ウインタミンという薬について触れます。一般名クロルプロマジンという、世界初のメジャートランキライザー（抗精神病薬）です。私はセミナーでこうお話しするのです。「コウノメソッドでは、ピック病の陽性症状にごく少量推奨しています。通常1日30〜100mg、精神科領域では、1日50〜450mg使われる薬です。ところが、あるコウノメソッド実践医は、『自分は4〜20mgまでしか使わない』としています」と。これは、平山先生のことなんです。こんな少量投与をなさるのですね。

平山 最少量では2mgですね。ウインタミンは粉末なので、20mgを超えるときにはコントミン（錠剤）に変えます。

東田 2mgなんて本当に耳かき一杯の先程度ですよ。袋に入れたら袋代のほうが高いのではないでしょうか。古くからある安い薬ですから。

平山 賦形剤《ふけいざい》（乳糖やでんぷんなどで薬の取り扱いや服用を便利にさせるための成分）でボリュームを持たせないと、飲めませんね。2mgというのは見えないくらいなので。

東田　くしゃみをしたら飛んでしまいます。これはしかし、本当に薬局泣かせですね。

平山　開業前の打合せをしている段階で、薬局には「僕はちょっと特殊な処方もあるのでよろしくお願いします」とお伝えしました。基本断られることなく、僕の変わった処方も受けてくださっています。

東田　そうすると、抗認知症薬の増量規定*にも従ってはいないのですか。

平山　従わなくなって長いですね。いつ頃止めたか忘れましたが。

東田　当然、そういう標準的な治療をしていると、ろくなことがないと。

平山　そうですね。それでも何年かに一度は、「この量でもこうなるのか」という患者に出会います。リバスチグミン*のパッチ製剤の一番小さい4・5㎎の8分の1の量で動けなくなっちゃう人とか。そういう世界だからこそ、増量規定がいかに危ないか。それを「問題ない」という先生は、そういう世界を見ていない、または見ていても気づいていないと思います。

薬とサプリに対する平山医師の考え

「ひらやま脳神経外科」のホームページには、2つの診療方針が書かれています。

①薬は使わないに越したことはない。ただし、必要な場合には漢方も交えて低用量処方を心がける。
②栄養を最重視する。低糖質高タンパク食を基本に、サプリメントも積極的に提案する。

東田　フェルラ酸とかミエリン活性サプリというのは、よく使っていらっしゃいますか。

平山　そうですね。

東田　それは抗認知症薬を出すよりも、いい場合があるということですか。

平山　併用されている方たちもいますから、自分の中で明確に抗認知症薬を上回るという意味で使っているわけではないんですけど、手札を多く持っておきたいっていうのはあります。みんな同じ条件で、同じ薬を使えるわけではない。でもなんらかの形でフォローアップ、サポートしていきたいですから。そういうときに、「抗認知症薬はいらないですよ、治療法はありません」と言うのはどうか、と思うのです。そこで、「サプリもありますよ。お財布に負担がなければ、よかったら試してみませんか」と言えたら、患者さんとの繋がりを形成する一助になります。待合室のモニターだったりポスターだったりで、目に止まるようにしておいて、ご希望があれば申し出ていただくようにしています。あと、問診票の「認知症のサプリメントについて知りたい」という欄に丸がついたときは、こちらからご説明する方式です。

東田　西洋医学以外のもので使っているものはありますか。

平山　漢方薬は使いますね。

東田　「当院推奨サプリメント一覧」にフェルガード（第1章、第6章参照）とMガードが掲載されていますね。それ以外に使っているのは……。

平山　プロルベイン（ルンブルクスルベルス〝赤ミミズ〟の消化酵素などを主成分とした動脈硬化改善サプリメント）やルベスト（同じくミミズサプリメント）など、いくつかあります。あとはビタミンBとかCとか、栄養療法のサプリもいくつかは使っています。プロテインも薦めています。ただ、認知症に栄養療法で取り組むのは正直厳しいかなと思います。

サプリをどんなタイミングでどう飲むか。サプリだけ飲んでいればいいというわけではなくて、栄養療法に取り組むということは食事のスタイルを変えることになりますので、慢性的な頭痛や体調不良に悩まされている若い人たちはその療法に持ち込めるけど、ご高齢の人たちには難しい。ご年配の方たちに薦めるサプリはそちらのリストにあるものくらいです。栄養療法に使うサプリは、あまり出番がありません。

東田　平山先生のブログを読ませてもらうと、先生の日頃のカルテの書き方がわかります。

すごく物語性が強いというか、しっかり書かれていますね。

平山　介護保険を取得しているかどうかから始まって、怒りっぽいかとか、日中ウトウトしていないか。レビースコア、ピックスコアみたいにコウノメソッドに準拠したものをアレンジしています。実際の診断基準として取り上げられている中核症状*を並べて、そのうち2つ以上を含むか、3つ以上含むか、とかにしています。

でも、なんとなく雰囲気でわかりますね。この人はピック的だなとか、レビー的だなとか。改訂*クリクトン尺度で家族の負担度を見て、このスコアが高い人はちょっと介入スピードを早めないといけないなとか。スコアが低い人は、ご家族の負担はそこまではないだろうからのんびり付き合っていこうかなと考えます。

認知症を「死生観」の問題と捉える

東田　認知症の医療はこれからどうなっていくと思われますか。認知症根治薬というのは、できそうもないじゃないですか。

平山　無理ですね。僕自身は最初からそう思っていたので、治療という感覚はあまりないのです。不便になっていくことに、いろいろな工夫を提案しますよ、と。ただ、生活を脅かすような陽性症状には躊躇《ちゅうちょ》なく、シンプルに介入します。

短期記憶障害を中心に、失行などが徐々に進んでいくような人には、機嫌を維持できるかどうか。家族から不備を指摘されるたびに顔をしかめて、「そげんことはなか！」というやり取りをしていくうちに、妄想をこじらせていくことがあるんですよ。自分がそんなはずはない、そんなことを言う相手がおかしいと、ストーリーを作り出していく。妄想は自己肯定感を守るためなんだろうと考えると切ないです。

東田　自己防衛みたいなものですね。

平山　「もの忘れが進まないように」という考えは、漠然としているじゃないですか。どう進まないのかと尽き詰めて考えていくと、それがどんなにはかないものかがわかります。ご家族が守りたい短期記憶領域に対して、最初に「そこは正直厳しいと思う」と伝えます。「もっと大事なものがあると僕は思うんですけど、どうですか」と話した上で、当院に来てくれる限りは、とことん付き合います。

東田　大事なのは、本人の機嫌なのですね。

平山　そうです。人生の後半戦になって、いろんなものを手放していく中で、機嫌が悪くなって親子関係も悪くなっていくのと、短期記憶は危ういけど機嫌よく仲良くしているのでは、どちらがいいのか。答えはもう言わずもがなですよね。飲み込まないといけないことがある、その歯痒《はがゆ》さもわかりますと。でも、できる限り僕らも受け止めていきますので、いろいろとご相談くださいねと。

東田　平山先生は、診療そのものがドラマチックですよね。非常に丁寧に説明していらっしゃる。

平山　究極的には、病院に来ずに済めばそれに越したことはないという考え方なんです。本人やご家族に、ある程度自己解決してもらえばいい。自分の体と自分の人生において、自己解決できる知識と観察眼を持ってもらえたらそれでいいのだろうと。どうしようもないときに我々の出番があるのかもしれないけれども。高い所に立って、さあ、治療を施しますっていうのは、僕自身は収まりが悪い。

東田　これからも高齢社会が続くと思いますが、認知症の問題はなくならないですね。

平山　なくならないです。人生観とか死生観が濃厚に関わってくる問題なので。僕が見ている限りは、認知症が「問題」とされるのは、死生観との関わりが大きいのではないかと思います。ごはんを食べられなくなったら、そろそろ生物としてお仕舞いだろうと、そういったことも含めての死生観です。

東田　それでも、「治してくれ」と言ってくる人は多いのでしょうね。

平山　「加齢」を「疾患」と捉えることが当たり前になると、こんなはずじゃなかったと

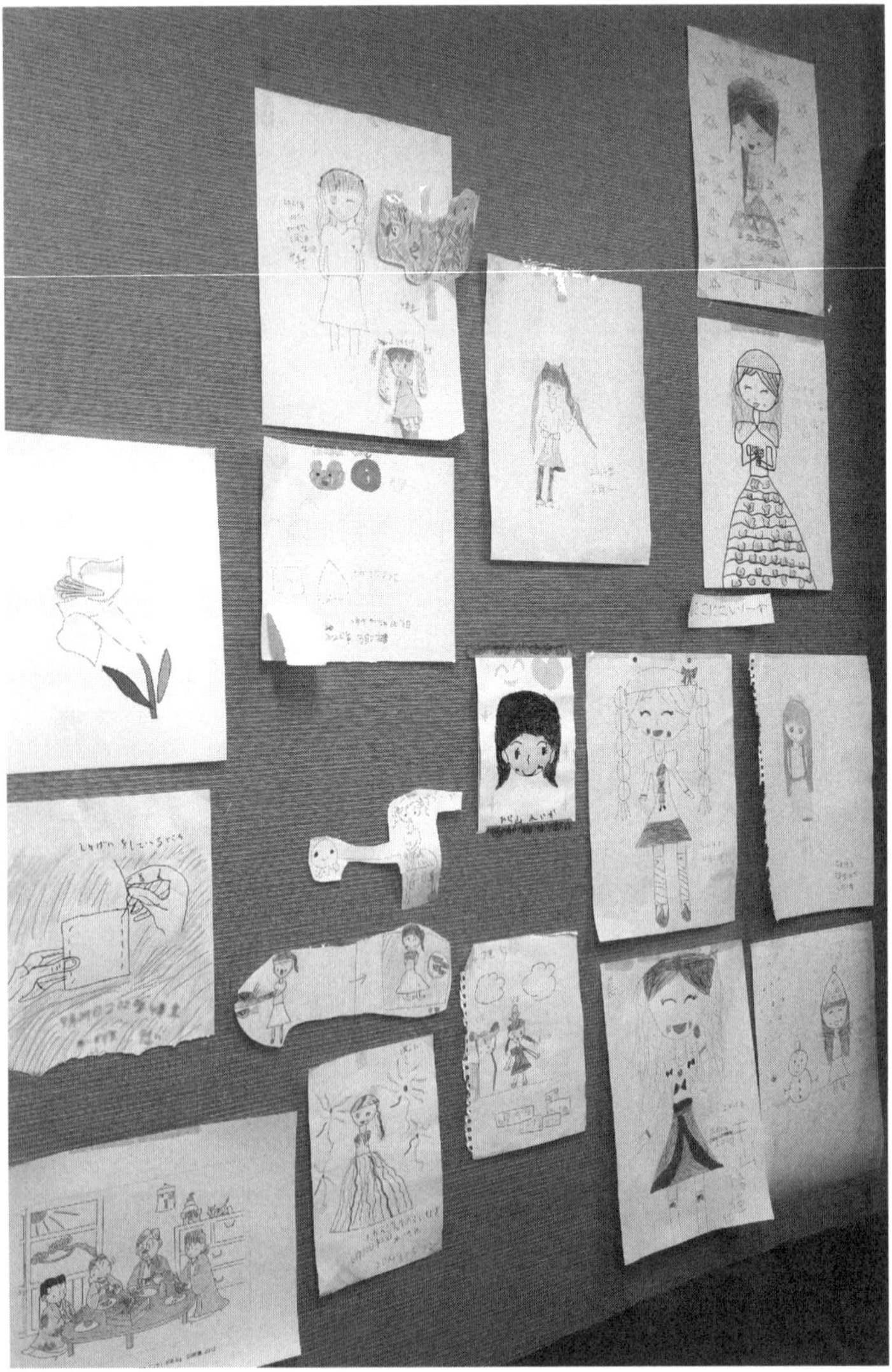

診察室は壁一面に絵が貼られていて明るい雰囲気

思ってしまう。医学で治療対象として取り組まなくてはならない病気なんだという認識でいる限りは、今のレベルでの認知症の「問題」とされるものは永遠に続きますね。

東田　ご家族からすると平和になる方法はある意味、諦めを持つということでしょうか。

平山　その諦めが、ポジティブな意味なのか、ネガティブな意味なのか。年を取るということはそういうことだと思えるかどうか。病気が加速させた部分はあると思うけど、それこそが年を取るということなんだよなと自分で腑に落として、人生の後半戦を迎えた親や伴侶をどう支えていくか、ということだと思うんですよね。

■インタビューを終えて

患者さんやスタッフが帰ったあとの静かな診察室で平山先生に取材をしていたら、気になることがいくつかありました。一つは白衣ではなく、黒衣を着ていらしたことです。「これは救急医時代の名残です。血を浴びることがあるので、それが目立たないように、奄美大島時代に黒にしました。習慣で今でも黒を着ています」

補聴器をされていたのも気になったので、理由を尋ねました。若い頃、大音量でギターを弾いていたため、難聴気味だからという答えでしたが、それよりも、コロナ禍で患者さんが皆マスクをしているため、声がくぐもって平山先生の聴こえを邪魔するから、という理由が大きいのかもしれません。

「マスクはとにかく困ります。僕がどういう表情をしているかを患者さんに伝えられません」。この言葉にも平山先生の、認知症高齢者と直接コミュニケーションを取りたいという気持ちがよく表れていました。

診察室の壁一面に貼られていた絵も気になりました。

「娘が小学校低学年の頃に描いたものです。ご年配の患者さんたちはもれなく笑顔になってくれますね。うつになっていた92歳のおばあちゃんがこの絵を見てニコニコしていたから、よかったらコピーして差し上げましょうってお渡ししたら、それを見ているうちに元気が出て、ご飯が食べられるようになったらしいです」

診察室に用意されたキーホルダー型の迷子札も気になりました。

「迷子になっても大丈夫ですからね。これを何かに付けておいてくださいね。連絡先にひらやま脳神経外科の電話番号が印刷してあるから、うちの医院に繋がりますよ。あなただけにあげる限定品ですからね」と渡すと喜んでもらえます。

平山先生のようなお医者さんがたくさんいるといいな、と思いました。

［第8章］

今日困っている人を、今日助けるために

平川 亘

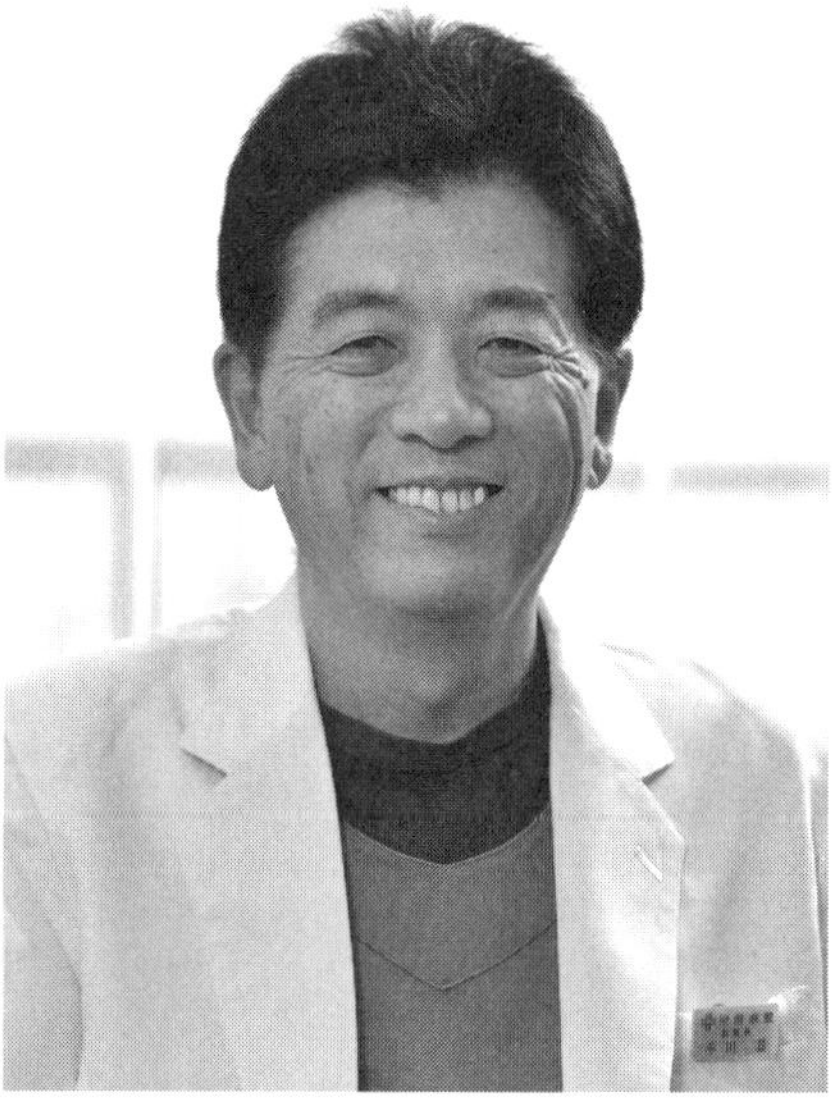

ひらかわ・わたる

1959年鹿児島県鹿屋市生まれ。1988年鹿児島大学医学部卒業、同大学脳神経外科入局。1989年より東京大学、三井記念病院脳神経外科にて研修。1998年鹿児島大学大学院博士課程修了（医学博士）。同年から誠弘会池袋病院脳神経外科勤務、その後同病院副院長。2002年より埼玉医科大学総合医療センター非常勤講師を兼務。日本脳神経外科学会、日本認知症学会などに所属。著書に『明日から役立つ認知症のかんたん診断と治療』（日本医事新報社）がある。

イラストレーターを目指した二十歳の頃

この本の企画を立ち上げたとき、平川先生に入ってもらえるかどうかは、極めて重大な関心事でした。読者が医師であろうと介護職であろうと、一般の方であろうと、平川先生のノウハウの一端をお見せすることができれば、目からウロコが落ちることは間違いなく、認知症医療の神髄《しんずい》を垣間見ていただけると、確実にわかっていたからです。

それだけ何度も平川先生の講演を聴講していました。そしてその度に感動していました。

平川先生が勤務しているのは、埼玉県川越市の一角、JR川越線笠幡《かさはた》駅の近くにある医療法人誠弘会《せいこう》「池袋病院」です。池袋と聞くと新宿、渋谷に次ぐ東京の大都会を思い浮かべる人が多いかもしれませんが、故・池袋弘範先生が開設されたことが病院名の由来であり、大都会にあるわけではありません。ここで平川先生は、副院長と脳神経外科部長を兼務しています。個人病院で脳外科があるということは大きい病院で、病床が70以上ある地域の基幹病院です。私（東田）はそこへ何回か伺ったことがあります。指定されるのは17時（診察終了時間）ですが、いつも待合室で何十分か待たされます。平川先生の診察室だけ、患者さんが何人も残っているのです。その理由は、あとでわかっていただけると思います。
本書の取材日も同様で、診察が終わった平川先生と会議室で向き合ったのは、17時半でした（最後の3組の診察は、ご家族の承諾を得て見学しました）。

東田 お久しぶりです。平川先生、だいぶスリムになられましたね。最後にお会いしたのはコロナ禍になる前ですが。

平川 よく講演をしていた頃ですね。あの頃から18キロ痩せました。今は少しリバウンドして、当時と比べて14キロ減ったくらいです。本の執筆をしている間に太りました（2017年刊『明日から役立つ認知症のかんたん診断と治療』）。夜、病院から家に帰って原稿を書くじゃないですか。夕食を食べると眠くなるので一切食べず、深夜、寝る前に冷凍チャーハンとか冷凍食品を食べていたのです。それで10数キロ太りました。3〜4年前に「ダメだこれは」とダイエットして痩せたところです。

東田 最初にプロフィールを確認させてください。鹿児島県のご出身ですね。

平川 鹿児島県鹿屋《かのや》市です。大隅《おおすみ》半島の真ん中にあります。今も母親は向こうにいます。

東田 鹿児島大学の医学部に入られる前に、だいぶ寄り道をしていらっしゃいますね。

平川 県立鹿屋高校を出て、長崎大学の工学部に合格しましたが、行きたくなかったのです。僕は京都に住みたかった。当然親は反対しました。それで家を飛び出して、京都でフリーターになりました。最初は大原《おおはら》の念仏寺《ねんぶつじ》に住んで、それから烏丸鞍馬口《からすまくらまぐち》。2年目が堀川今出川《ほりかわいまでがわ》、西陣《にしじん》です。予備校生でしたが、勉強はまったくしていません。喫茶店でアルバイトをして暮らしていました。

東田　何をしたかったのですか。

平川　絵を描くのが趣味で、イラストレーターになりたかったのです。商業美術の世界で売れたくて、童画というかメルヘン画ばかり描いていました。画材は、パステルです。京都のタウン誌の挿絵に採用されたり。2年間、そういう生活をしていました。

東田　鹿児島に帰ったのはなぜですか。

平川　鹿児島で斯文堂《しぶんどう》という印刷屋さんが、『タウン情報鹿児島』というタウン誌をつくるという話を聞いて、その創刊号に参加するために帰りました。アルバイト編集者になったのです。二十歳の春でした。月刊「TJカゴシマ」という名で今も続いています。僕が二十歳の時の創刊ですから、もう40年以上続いているのです。

当時の僕は、編集者兼記者の仕事が面白くて、自分の天職だと思いました。活版印刷の時代が終わって、写真植字の時代です。校了が近づくと製版屋さんへ行って、版下や製版を手伝いました。取材や原稿書きから広告集めや集金まで、何でもやりましたね。

東田　そこから医学部には、どう繋がるのですか。

平川　人より何年も遅れているので、高卒のまま、この世界で生きていこうと思っていたのです。ところがタウン誌の取材で地元のお店やメーカーさんに行くと、取材先の社長さんから「君はどこの大学を出ているのか？」と聞かれます。「高卒です」と言うと、「大学だけは行ったほうがいいよ」と言われるのです。斯文堂の社長さんからもそのように薦められて、受験してみようという気になりました。

東田　そのような状況で、鹿児島大学の医学部に受かるものですか。

平川　ブランクがありますから、苦手科目を克服するのは難しい。ちょっと勉強してできるのは、理科と数学しかありませんでした。自分では文系だと思っていたのですが、受かるところに行くしかない。そうしたら鹿児島大学の医学部の二次試験が、理科と数学だけだったのです。

「神の手」に出会って学んだ、命がけの姿勢

東田　共通一次試験は7科目でしたよね。

平川　それがほどほどの点数で、二次試験は鹿児島大の医学部だけ数Ⅲと物理、化学、生

物の理科3科目でした。それが受験生たちから敬遠されたみたいで、倍率が1・99倍しかありませんでした。2倍を切っていたので、「通ったらすごいよね」とか言いながら受けたのです。二次試験の2日前に、鹿児島へコンサートに来たユーミンのインタビューを行ったのを覚えています。

東田　タウン誌の編集は、医学部に入ってからも続けたのですか。

平川　卒業までやっていました。あまり学校へは行かず、朝取材に行って、原稿を書いて、夜中に原稿を入れて……ちょっとしか寝ないで、また朝から取材に行く。20代の若者たち数人で月刊誌をつくっていたので、いつも締め切りに追われる自転車操業でした。結局、大学でも留年していますから、浪人と合わせると、周囲から5年くらい遅れています。

東田　お父様はどんなご職業でしたか。

平川　銀行員です。2歳下の妹と両親の4人家族で育ちました。

東田　堅いご家庭ですね。脳神経外科に進まれたのは、どのような経緯からですか。

平川　あまり言えた話じゃないんですけど、人より遅れてどうにか学部を卒業できて、国家試験にも合格しました。国家試験前から、いろいろな診療科の先生から誘いがかかって入局先が決まります。脳外科の先生が寿司屋に連れて行ってくれるというので、ついて行くと「脳外科においでよ。脳外科はいいよ」という話になります。なぜいいのかと聞くと、

「女の子にモテるよ」と言われました。あとでわかったのですが、モテる／モテないは、個人の能力の問題で、脳外科医でもモテないやつはモテない。その先生が格好よくてモテたというだけのことでした。

あと、脳外科は手術顕微鏡といって、大きな顕微鏡で拡大した術野を覗きながら手術を行います。それがすごく格好よく見えたというのも、脳外科に決めた理由の一つです。

東田　割と不純な動機なのですね。私には平川先生は真面目な方にしか見えないのですが、どこかに転機があったのですか。

平川　ありました。鹿児島大学で脳神経外科に入局してすぐ、研修医として東京大学に出されたのです。うちの教授が東大の教授と友達で、「若いのが7人入った」という話をしたところ、「東大は若い人の入局が少なくて関連病院が埋まらない、若手を送ってほしい」という話になったそうです。それで、研修医で一番〝みそっかす〟の僕が送られたのが、（東大系の）三井記念病院（東京都千代田区）の脳神経外科でした。そこで福島孝徳《たかのり》先生に出会ったことから、人生が大きく変わりました。

東田　ゴッドハンドといわれた脳外科の名医ですね。平川先生と師弟関係になるのですか。

平川　直弟子ですね。当時、福島孝徳先生は47歳くらいで三井記念病院の脳神経外科部長でした。僕が30歳。

福島先生はアメリカに行かれたあと、テレビに出て有名になられますが、当時から脳外科の世界では手術が一番うまい先生として知られていました。僕も手術がうまくなりたかったので、福島先生の傍で必死に学ぶうちに、医師の使命に目覚めたのです。福島先生に会って、すべてが変わりました。それまでは、40歳になったらレストランを始めようとか、水商売もいいなとか、絵描きになる夢も捨てられないな、などと考えていました。福島先生と出会って、そんな考えは消し飛びましたね。

東田　福島孝徳医師は、鍵穴手術（キーホール・オペレーション）を確立した先生ですね。頭部を大きく切開することなく、脳腫瘍を切除・縫合する。

平川　そうです。テクニカル面もすごかったけど、人間的にもすごい方で、大きな影響を受けました。何に影響されたかというと、「すべては患者さんのために」という生き方です。「お前は死んでもいいから患者さんを助けろ」という精神。これを徹底的に叩き込まれました。この言葉で、僕はガラリと変わりました。

福島先生は1年365日、1日も休まない。「常に休まず仕事をするのが、人生で一番大切なことだ」とおっしゃる。その一生懸命な姿に打たれました。「僕が助けなきゃ」と、涙を溜めながら頑張っていらっしゃる。何時間もぶっ続けで手術をして、それでも難しい場合があります。そんなときは手術室の隅っこにしゃがみ込んで、「助けられなかった」

って呟きながら泣いているんです。その影響を受けて、僕も手術のことしか考えなくなりました。

東田　そこで絵の道はすっぱりと……。

平川　それ以来、描いていません。雑誌の編集者になりたいとか、飲食店にも興味があるといった浮いた思いはまったくなくなりました。あるのは「すべては患者さんのために」の精神です。認知症もそうですよ。「脳外科医なのに、なんで専門外の認知症のことを頑張れるのですか」とか「よくそんなに、何千人もデータをとって統計をつくれますね」と言われますが、自分が眠いのはどうでもいい。やはり患者さんを助けたいからです。

東田　その後、平川先生は鹿児島大学に戻って大学院で博士号を取られますね。何の研究をなさったのですか。

平川　ずっと脳腫瘍の抗がん剤の研究をしていました。昼間は臨床で手術。夜は実験と研究をずっとやっていました。博士論文は結局、脳代謝の研究です。ＭＲＩ装置を使った、画像による脳代謝の研究で博士号を取りました。

東田　そして１９９８年からこの「誠弘会池袋病院」に来られたのですね。どういう経緯ですか。

平川　この病院の先代の院長とうちの教授が同級生で、この病院に脳外科をつくりたいという相談を受けました。そこで鹿児島大学から脳外科の医師を招聘《しょうへい》するようになって、僕で3代目です。もう、四半世紀もここにいることになります。

抗認知症薬の副作用に気づいた出来事

平川医師が招聘《しょうへい》された池袋病院は、埼玉県の中央部よりやや南にある人口35万人の地方都市、川越市の基幹病院です。地方都市といえばどこでもそうであるように、川越市も高齢化が進んでいます。診療科が何科であろうと、認知症（当時は痴呆症）と無関係ではいられません。

平川医師が赴任した1998年は、初の抗認知症薬アリセプト*が我が国で認可される前年です。本格的な治療薬はなく、認知症を専門に診る科もない中で、鹿児島大学時代から脳の外来を行っていた平川医師は、もの忘れの患者さんも受け入れていました。川越市でも認知症の患者さんは増え、月に600人以上の認知症の患者さんを診るようになったといいます。

当時使っていた薬は、暴れる人をおとなしくさせるグラマリール*、元気のない人を元気よくさせるサアミオン、そして多くの脳代謝賦活剤、脳循環改善剤です。ホパテ、アバン*、カラン、ヘキストール、トレンタール、セレポートなど多くの薬が出ていました。適応は脳出血や脳梗塞後の情緒改善ですから、認知症の治療に使うのは適応外使用です。

これらの脳循環改善剤は、1998年に発売中止になりました。「脳血管障害後のさまざまな症状に対する有意差がない」という理由でしたが、痴呆症に効かなかったから発売中止になったのではない、と平川医師は語ります。

「アセチルコリンが減るからアルツハイマーになるというのは、1970年代の理論です。それでアリセプトがつくられたのですが、1980年代は脳の血流が問題とされていました。血流を良くして脳に行く血流を増やせば、高齢者の頭は良くなるという考えです。僕は今でもそう思っているので、プレタール（後述）を使います」

1999年にアリセプトが登場するまでの認知症治療は、いわば武器を持たないまま闘っている状態だったそうです。アリセプトの登場は、ようやく武器が手に入ったという喜びをもって迎えられました。

しかし、思ったような治療効果は得られませんでした。最初は少し良くなったように感じても、半年、1年と時間が経つにつれ、どんどん認知症が悪化するのです。特に気になったのは怒りっぽさと*筋強剛（パーキンソン症状の一種）だったといいます。「不思議だな」「なぜだろう」と悩んでいたある日、平川医師は衝撃的な経験をしました。

90歳前後のおばあさんが、食事が摂れなくなって池袋病院の内科に入院してきました。寝たきりで会話もできません。認知症の末期だと診断され、胃瘻《いろう》を造設するために入院してきたのです。内科の主治医から頭部のCT撮影を依頼されましたが、やや萎縮があるだけで特に異常はありません。それなのに、ギーギーと歯ぎしりをして、*錐体外路《すいたいがいろ》症状（EPS。ドーパミンの過剰な遮断によって起こる）が出ています。あとからパーキンソニズムによる筋強剛だとわかりましたが、入院時点ではなぜこうなるのかまったくわかりませんでした。

内科の主治医からアドバイスを求められた平川医師は「飲んでいる薬を全部中止してみたら」と提案しました。

するとそのおばあさんは、3日目には話せるようになり、起き上がって自分で食事をするようになったのです。その後も元気になり、歩いて自宅に帰りました。相変わらず、ひどいもの忘れはあるものの、家族と笑って話していました。

そのとき中止したのは、降圧剤、骨粗鬆症の薬、そして抗認知症薬アリセプト5㎎の3薬でした。神経に作用する薬はアリセプトしかないので、平川医師はアリセプトが悪さをしていたことに気づきました。

「1年後に腎臓がんで亡くなりましたが、死ぬ2日前まで自分の手でごはんを食べていたそうです。家族からは感謝されました。最後の1年間、寝たきりで胃瘻で会話もできないのと、笑って話せて自分でごはんを食べられるのとでは、天と地ほどの違いがありますから」

この経験に衝撃を受けた平川医師は、アリセプトのことを調べるようになりました。池袋病院のほかの医師に声をかけ、内科や整形外科の入院患者がアリセプトを服用していたら自分に知らせてくれるよう頼みました。調べてみると、アリセプトには思いもよらない副作用はあることがわかりました。大きなものは歩行障害と嚥下《えんげ》障害でした。

歩行障害は「足が出なくなる→よく転倒するようになる→だんだん歩けなくなる→寝たきりになる」という流れです。この経過の途中で転倒して大腿骨頸部《だいたいこっけいぶ》などを骨折し、入院して手術すると致命的に弱ります。嚥下障害は「飲み込みが悪くなる→食べようとするとむせる→頻繁に誤嚥《ごえん》を起こすようになる→そのうちまったく食べなくなる」という流れです。この経過の途中で誤嚥性肺炎を起こし、入院すると致命的に弱ります。

歩行障害や嚥下障害は、アリセプトを飲み始めた直後には起こりません。服用開始から半年~1年後に出てきます。だから誰もこれがアリセプトの副作用だとは気づきません。では、どう思うのか。必ず「認知症が悪化した」と思います。

2001年に平川医師は、集めた副作用のデータをエーザイ（アリセプトの製造メーカー）のMR（製薬会社の営業職）さんに見せて、「こんな症例があるんだけど、おかしくないですか」と言いました。しかし、「年齢のせいではありませんか」と相手にしてもらえません。本社に報告もしていないようでした。「やめたら良くなるんだよ」と言うと、「でも、頭が悪くなりますよ」という返答です。ところが、何十例集めても、アリセプトをやめて知能が下がった患者さんはいませんでした。

半量投与で拓いた「著効《ちょこう》」への道

東田　アリセプトの副作用は、お知り合いのお医者さんにもいろいろ問い合わせたそうですね。でも、誰も知らなかった。当時、気づいている人はいなかった。

平川　販売開始から数年間は理解してもらえなかったですね。とにかくアリセプトブームはすごかった。近隣の内科の先生が、みんな使っているのですよ。そうするとごはんが食べられなくなったり、転倒骨折したりした高齢者がみんなうちに来る。だから、副作用情報がどんどん集まるんです。それで投薬をやめて改善させながらデータを取り続けました。そのデータを使って川越市を中心に医師の勉強会を開き、少しずつ理解を広げていきました。今では川越市、狭山市、日高市など埼玉県の中南部でアリセプト5㎎を使う医師はほとんどいません。新しく来られた先生は別ですが。

東田　その頃ですか、エーザイのMRさんに暴言を吐いたのは。

平川　「人殺し」発言ですね。あれは2004年夏のことです。怒りっぽくなる人、おばあちゃんを殴るおじいちゃん、徘徊《はいかい》する人がたくさん出て、中には誤嚥性肺炎で亡くなった人もいました。僕はエーザイの営業に「お前は人殺しだ」と言ったのです。来るたびに副作用情報を渡しているのに、本社からは誰も来ない。おそらく支店で握り潰しているのだろう。それは人殺しと一緒だと。そうしたら、その年の7月からエーザイの営業がうちの病院に来なくなりました。未だに来ません。

東田　2004年というのは平川先生がアリセプトの半量投与を始めた年ですね。普通、これだけの副作用がわかったら、使わなくなると思います。ところが平川先生は諦めなかった。半量投与を始めて、データを取り続けました。私は、講演会でそれを聴いて感動しました。半量投与を始めたのが、平川先生のすごいところだと思います。

ドネペジル（アリセプト）の治療成績

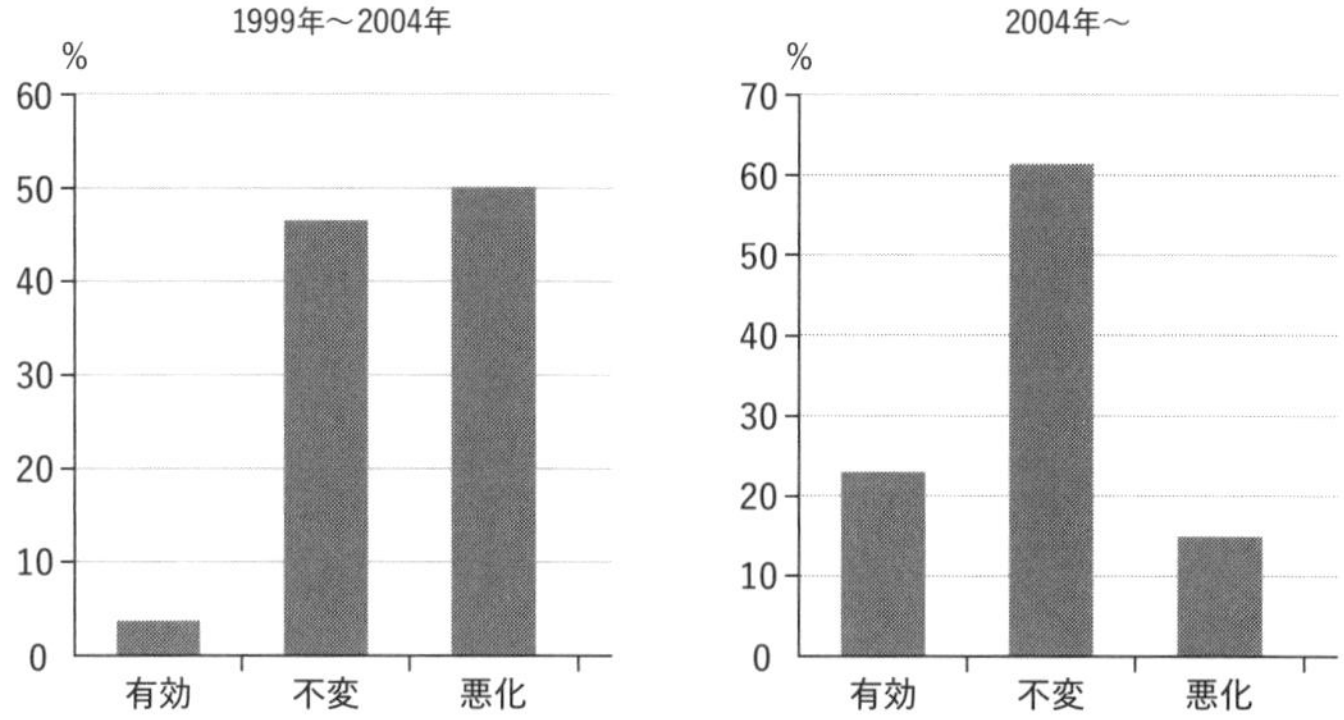

開始量3mg、維持量5mgで実施。
治療前後の評価が可能であった58例の評価。

開始量1.5mg、維持量2mgで実施。
治療前後の評価が可能であった 52例の評価。
2004年から少量投与を実施するようになった。

有効：HDS－R＋3以上の改善　**悪化**：HDS－R－3以上の悪化　**不変**：どちらでもないもの

アリセプトを処方された患者さんは、初診時と一定期間経過後に知能検査をしていたのですね。*改訂長谷川式（30点満点）で、3点以上良くなったら有効、3点以上悪くなったら悪化、その中間を不変としてデータをとったところ、規定量（開始量3㎎、維持量5㎎）を投与した患者さん（上左の図）は悪化が50％ありました。次に不変が多く、有効は5％もありませんでした。

それが半量投与（開始量1・5㎎、維持量2・5㎎）を始めたところ（上右の図）、悪化が減って不変が一番多くなったのですね。そして有効が20％以上出てきた。私は、平川先生の講演会でこのスライドを見たときの驚きが忘れられません。それと、動画ですね。患者さんの動画は、強く印象に残っています。

平川　僕が地域で認知症治療薬の啓蒙のための勉強会を始めたのは、2012年からです。ただ、「こんなことがあったよ」では信用してもらえません。10例のうち何例がそうなったとか、100例ならどうだったとか、すべてデータで示す必要がありました。でも、一番効果があったのは動画です。医療関係者の勉強会はクローズド（外部に公開されない）ですから、承認を得て患者さんの変化をモザイクなしで見てもらいました。

東田　埼玉県内では、「規定量にとらわれず必要な患者さんに必要な量での治療を行う」、「副作用を見逃さないようにする」、という考えが浸透していきましたね。その頃、コウノメソッドを知ることになるのですか。

平川　勉強会で発表するために、認知症の本を読み始めました。あと、学会発表のためですね。脳外科の学会は認知症を扱わないから、日本認知症学会に入って2014年に報告をしました。その前に出合ったのが、河野和彦先生の『コウノメソッドで診る認知症診療』（日本医事新報社、2012年）です。この書籍で、僕が感じていた認知症治療薬の印象が、ほぼ間違いないものであることがわかりました。

抗認知症薬はどのように使うべきか？

東田　２０１２年頃、私は河野和彦先生を追いかけていました。コウノメソッドを一般に知ってもらうために奔走していたのです。２０１２年11月に『完全図解 新しい認知症ケア』（講談社）という大型本が、医療編と介護編２冊同時に出ました。医療編の著者は河野和彦氏、介護編の著者は三好春樹氏です。この２冊に介護ライターとして関わらせてもらったことが、私の大きな財産になりました。

結論から言うと、医療と介護の溝の深さ、ギャップの大きさに驚かされたのです。そこから私には、「介護の問題は突き詰めれば認知症の問題となり、認知症の問題は突き詰めれば薬害の問題となる」という確信のようなものが芽生えました。

アリセプト誕生後、日本にはどんどん認知症患者が増えていきますが、アルツハイマー型認知症は、薬を売るための「つくられた病」ではないかと思うようになったのです。

平川先生は『私の認知症治療～エビデンス主義との闘い～』という論文を認知症治療研究会誌８巻１号（２０２１年）に発表されています。その中にこういう文章がありました。

「副作用症例が増えた理由は、専門医だけでなく開業医など一般の医師が認知症治療を徐々に行うようになったからである。アルツハイマー型認知症の患者の増加は画像診断の進歩によると語られるが、実際にはコマーシャリズムによるものが大きかったと思わ

―れる」

２０１１年には、アリセプト（ドネペジル塩酸塩）以外の抗認知症薬が立て続けに３薬発売されました。*レミニール（ガランタミン）、*リバスタッチパッチとイクセロンパッチ（リバスチグミン）、*メマリー（メマンチン）です。

平川先生はこの３薬についても、詳しく調べていらっしゃいます。特にリバスチグミンのパッチ製剤についての発表には驚かされました。

平川　３薬が出たことで、副作用が増えました。特に２０１２年ですね。発売後１年間は２週間処方でしたが、発売翌年から長期処方が可能になって、副作用が激増しました。リバスチグミンがこんなに毒性が強いとは思わなかった。アリセプトなんてものじゃない。

東田　効き目がすごいということですね。

平川　毒性が強いということです。

東田　でも、アリセプトのときと同じように、少量だと効果があったのですね。

平川　この３薬はどれも、規定量では効果が認められませんでしたが、副作用を回避する少量投与では認知機能評価でも全般評価でも有効例が認められました。

特にリバスチグミンは、レビー小体型認知症など一定の患者群において、極少量で著効する症例が得られました。ガランタミンにおいては治療早期の有効例こそ少ないものの、1年以上の長期治療例で有効例が得られました。メマンチンにおいては著効例が得られず、かろうじて長期治療例の中に不変例を認めただけでした。

東田　平川先生がつくられた「抗認知症薬の作用と副作用」の表がありますね。2015年頃、講演会であの表のスライドを初めて見たときの驚きを思い出します。私は席から通路へ身を乗り出すようにしてデジカメで写真を撮りました。どこかに発表できないものかと考え、中央法規の『おはよう21』という介護雑誌で、高齢者と薬をテーマに原稿を書かせてもらったのです。冒頭に平川先生のインタビューを掲載し、そこにこの表を載せたのが一般の人の目に触れた最初だと思います。

（平川医師の見解による）抗認知症薬の作用と副作用

		ドネペジル（アリセプト）	リバスチグミン（イクセロン）（リバスタッチ）	ガランタミン（レミニール）	メマンチン（メマリー）
作用	覚醒作用	○	◎	△	―
	記憶改善	○	○	○	？
副作用	吐気／下痢／食欲不振	○	○	◎	―
	易怒／興奮／不穏など	◎	△	△	○
	歩行障害／不随意運動／パーキンソニズム	◎	○	△	―
	めまい／ふらつき	―	―	△	◎
	眠気	―	△	○	◎
	頻尿／失禁	○	○	○	―
	胃潰瘍	○	○	○	―
	徐脈／心停止	◎	◎	○	―

病気の進行を抑える効果以外の作用

この表の◎は「よくある」、○は「ある」、△は「まれにある」、－は「ない」です。抗認知症薬の作用は2つしかなく、副作用は多い。しかもメマンチンには作用がなかった。これには編集者が困ってしまいました。出版社は製薬会社と広告の付き合いもあります。そこで編集者が、表に「病気の進行を抑える効果以外の作用」という一文を加えました。進行を抑える効果はありますよ、というわけです。平川先生もそれを見て、考えるところがあったのでしょうか。翌年出された著書では、メマンチンの作用で二番目の「記憶改善」が△になり、その後？になりました。平川先生の表も、進化し続けているのです。

少量投与にエビデンスはあるのか？

２０１５～16年の私（東田）は、平川先生の追っかけをやっていました。芸能人の追っかけといえばテレビ局などで出待ちをする人のことですが、介護業界では、「講演会を渡り歩く受講生」のことを追っかけと呼びます。私淑《ししゅく》する「介護のカリスマ」三好春樹さんは、追っかけが多いことで有名でした。「また来たの？　同じ話だよ」と最前列に陣取った介護職（多くは中高年女性）と言葉を交わす三好さんの姿が思い起こされます。

平川先生の講演はすべて医療職向けで、一般向けではありません。当時は小野薬品工業主催の『リバスチグミンの上手な利用法』といった講演会をされていました。私は平川先生経由で主催者の承諾を取り、ビデオカメラで講演の一部始終を撮影させてもらったこともありました。

平川先生によると、リバスチグミンのパッチ製剤でも（アリセプトと同じように）易怒《いど》、歩行障害、嚥下障害が出ます。そのため、80歳以上の高齢者に副作用なく使えるのは、最大でも規定量（18㎎）の半分、9㎎までだそうです。

増量規定を守ると厳しい副作用が出ますが、少量貼付すると素晴らしい効果が得られます。体力の低下した高齢者や薬剤過敏性があるレビー小体型認知症の患者さんには、最小の4・5㎎かそれを半分に切った2・25㎎を貼るといいと聞いて驚きました。頭がよくなり、幻視が消える。そればかりか、足が強くなって歩けるようになり、嚥下ができなかった人でも食事が摂れるようになるといいます。

「今までは、何か悪くなると薬を足す〝足し算の治療〟ばかりだったと思います。認知症の場合、薬を減らす〝引き算の治療〟をするとよいのです」

少量投与にメリットがあると言うと、必ず返ってくるのが「エビデンスはあるのか」という問いです。それに対して、平川医師はこう語ります。

「規定量のエビデンスを否定はしませんし、少量投与のエビデンスはありません。エビデンスというのは、何百例もの症例を対象にした統計的な有効量であり、いわば平均値です。しかし、統計学的手法には表れない、少量投与が有効だったというデータはあります。ですから、患者一人ひとりに合わせた抗認知症薬の使い方ができたら、治療効果を最大限にできるのです」

2016年6月某日、私は平川医師が少量投与のエビデンスについて語る印象的な場面に遭遇しました。場所は神奈川県川崎市内の立派なホテルでした。その日、地域の開業医を集めた小野薬品工業主催のセミナーが開かれました。小野薬品工業は、リバスチグミンのパッチ製剤であるリバスタッチパッチを出している製薬会社です。平日の夜7時頃から始まったそのセミナーには、小野薬品工業のMRさんたちが「お連れした」医師約50人が集まっていました。

最初に小野薬品工業からリバスタッチパッチの使用法の説明がありました。そのあとに続いた平川医師の1時間強の講演は、規定の使用法とはまったく違うものでした。

リバスタッチパッチには4・5㎎、9㎎、13・5㎎、18㎎があります。これを4週ごとに増量して、メーカーが有効量とする18㎎まで増やさなければなりません（9㎎で開始し、4週後に18㎎に上げる簡易コースもあります）。

しかし、平川医師の使い方は「4・5㎎で維持するケースがいちばん多い。せいぜい9㎎まで。18㎎は1人もいない」というものでした。パワーポイントによる発表は、少量投与で見違えるように改善した認知症患者の動画であふれていました。

講演が終わって質疑応答に移ったとき、一人の医師がこう尋ねました。

「私は医学部で、用法・用量は必ず守れと教わりました。開業してからも、規定量を外れた処方をしたことはありません。平川先生がおっしゃることが事実だとすると、ほとんどの医師が間違っていることになるじゃありませんか。少量投与が正しいというエビデンスはあるのですか」

これに対して、平川医師はこう答えました。

「エビデンスと言えるかどうかわかりませんが、実感していることがあります。それは、少量投与ができた患者さんは、2年後、3年後、4年後の姿を見ることができるということです。外来に通院して来るので、在宅介護が維持されていることがわかります。一方、規定量の投与しかできなかった患者さんは、姿が見られなくなります。引越されたのかもしれませんが、何人もいるのに全員が引越されたとは考えられません。入院ならうち（池袋病院）にするでしょうから、施設に入られたか亡くなられたのだと思います。私は抗認知症薬のデータを取り続けていますが、リバスタッチパッチを18㎎を貼ると、2年データが取れないのです。おそらく、多くの方が亡くなられたのではないでしょうか。少量投与ができると、そのあと何年も会える。できないと、会えなくなる。これが私のエビデンスです」

主催者に断って会場でビデオを撮らせてもらっていた私は、その言葉を聞いて鳥肌が立ちました。２０１６年6月といえば、リバスタッチパッチが発売されて丸5年目にあたります。おそらく日本でいちばん抗認知症薬の比較研究をしている平川医師が、５年目にして「リバスタッチパッチ18㎎を貼ると2年データが取れない」と言うのです。

抗認知症薬の過量投与は、全国で幾人もの死者を出しているに違いありません。そして、増量規定を守るとほぼ間違いなく過量投与になるという現実があります。

『認知症のかんたん診断と治療』を出版

東田　2017年に『明日から役立つ　認知症のかんたん診断と治療』（日本医事新報社）を出されましたね。これは医学書ですが、一般向けの書籍を出す気はありませんか。

平川　目的は、医療者に副作用を知ってもらうことです。一般の人にメーカー不信になる話をするつもりはありません。だから僕は、一般向けの講演はしない。あくまで医療者が対象で、せいぜい看護師とケアマネまでです。医師が処方を出しますから、とにかく医師の考えを変える必要があります。いくら看護師やケアマネさんに頑張ってもらっても、医師がアリセプト5㎎を出す以上、どうしようもできないんですよ。平気で5㎎、10㎎出す医師がいるから、それをどう防ぐかに心を砕いてきました。

東田　講演会、勉強会、そして本の出版で、ずいぶんと過量投与を防ぐことができたのではないですか。

平川　そうですね、この界隈では。全国的にはどうかわかりませんが。

東田　講演会は2016～18年頃が多かったですね。最近はどうされていますか。

平川　講演会をやっていたのは2019年頃までですね。コロナが始まってから開催できなくなりました。あと、2011年に発売された抗認知症薬3つの特許が切れたので、小野薬品工業などのメーカーが販促費を使わなくなった。セミナーや講演会の後援をしなくなった時期と、コロナが重なりました。

東田　講演会の集大成が、2017年に出された先の本ですね。

平川　そうです。僕が伝えたいのは副作用のことだったのですが、処方の話をする前にどうやって診断をつけてもらうか、という問題がありました。僕はMRIを使いますが、内科の先生は興味を持ってくれません。そこで画像を使わないかんたん診断を始めたのです。

東田　指模倣テストと時計描画テストのことですね。指模倣テストは患者さんと対座して、「私の真似をしてください」と両手を出して親指と人差し指で丸をつくる。OKマークですね。そこから人差し指と小指を立て、親指・中指・薬指を合わせた「キツネ」の形をつくる。その移行がスムーズにできるかどうかというテスト。

あと、両手を出して広げ、親指を交差させて鳩の形をつくる鳩テスト。時計描画テストは河野先生もよくやっていましたね。白い紙に円を描いてもらい、そこに時計盤の数字を書き込んで、長針短針を書き込む。

平川　そういうテストだったら、聞いてくれるんです。10秒で診断がつきます。年齢を訊

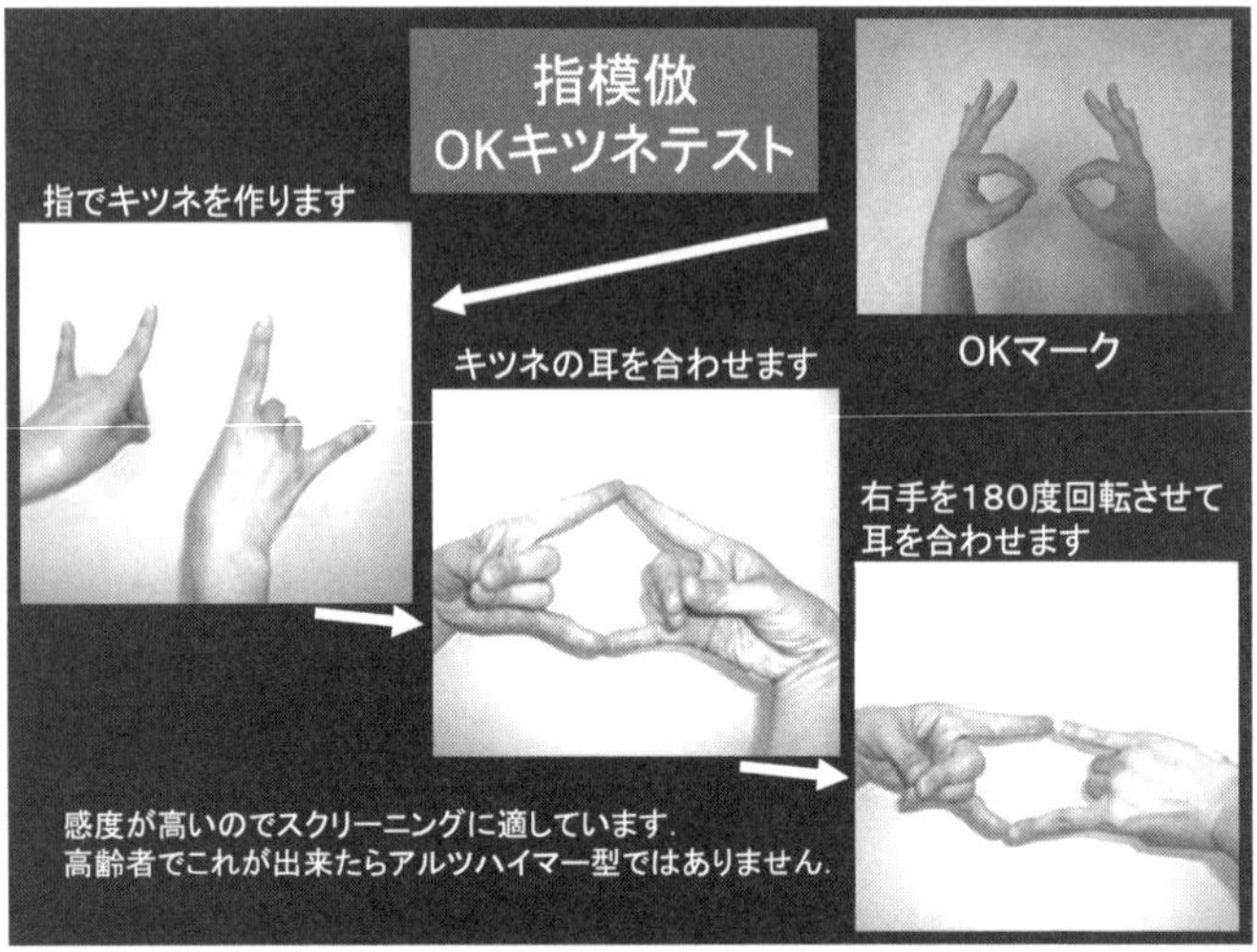

指模倣「OK キツネテスト」（平川医師作成のスライドより）

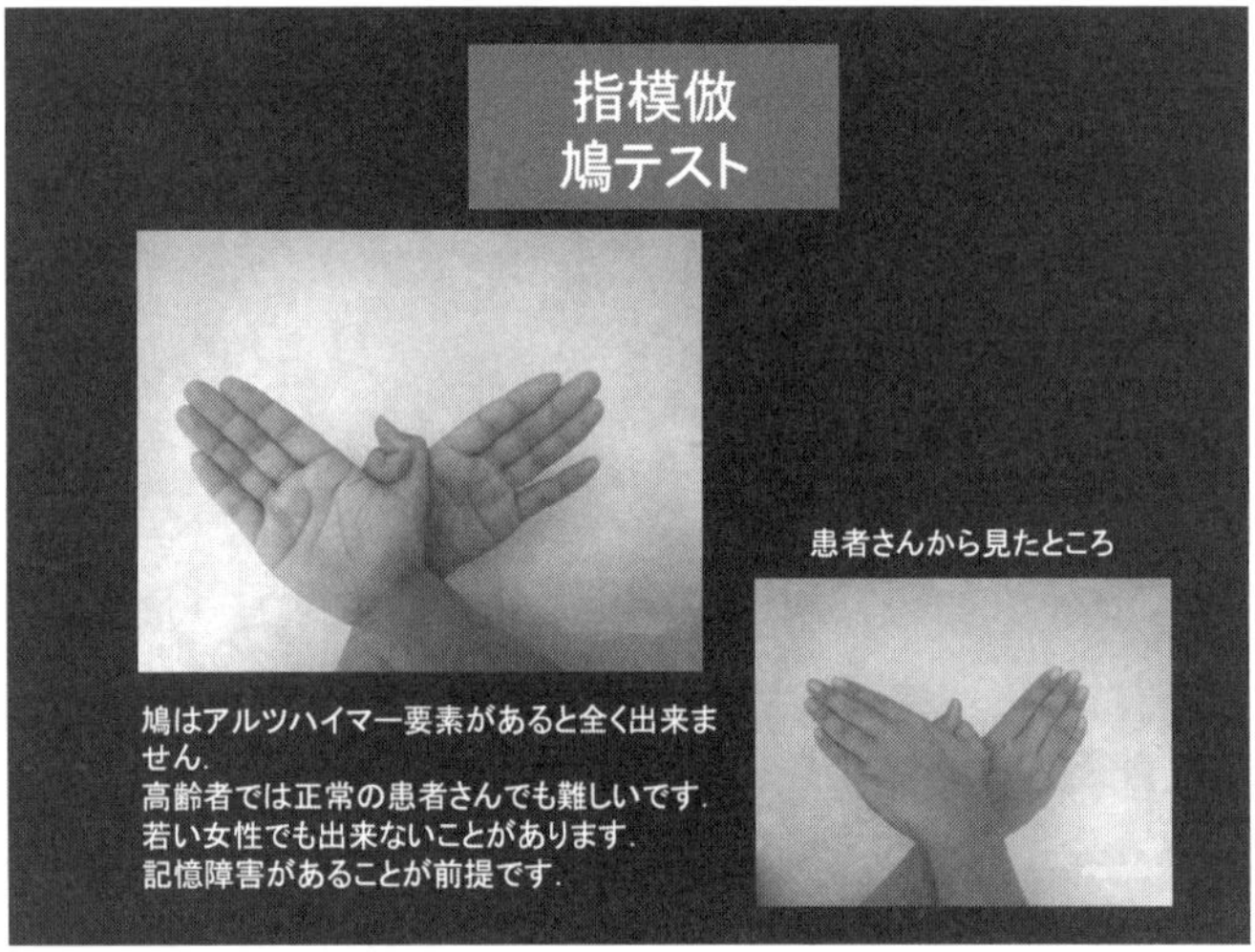

指模倣「鳩テスト」（平川医師作成のスライドより）

治療を前提とした高齢者の認知症は併存して行くイメージ

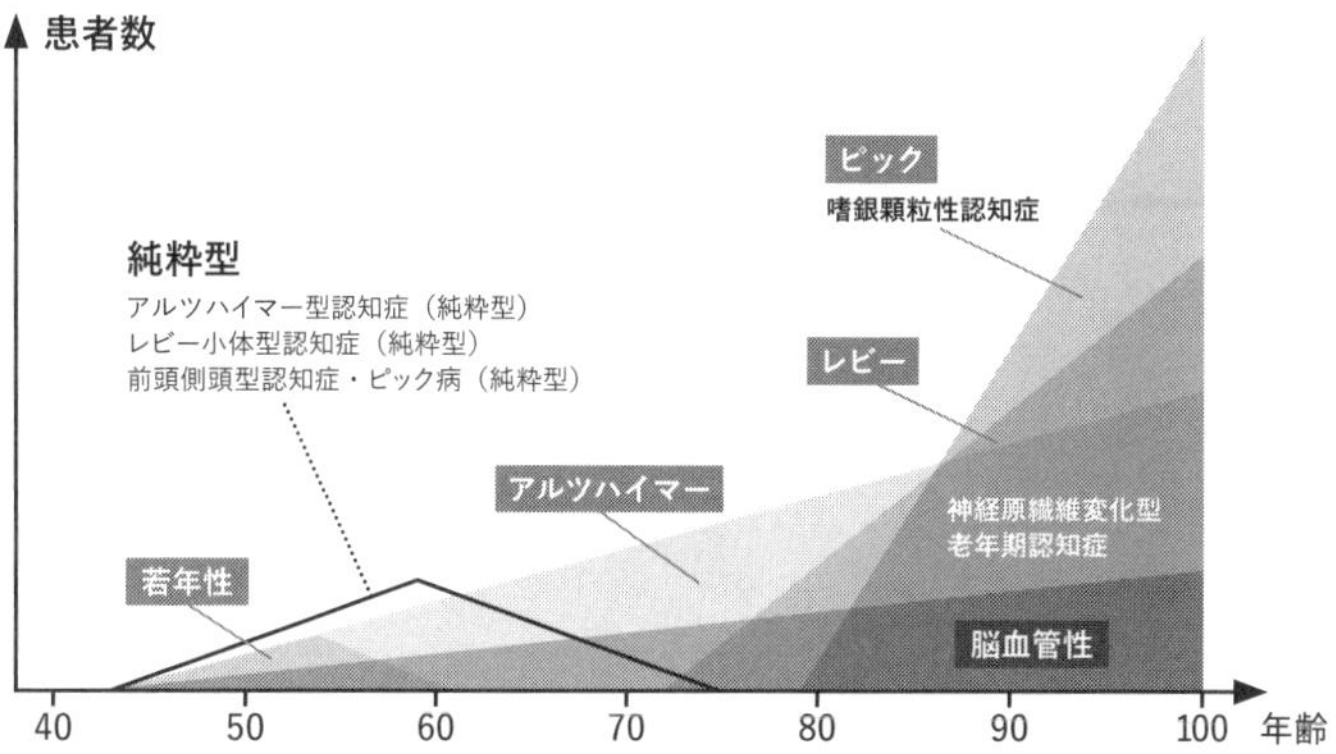

高齢になればなるほど症状はレビー化、ピック化していく。超高齢者では記憶障害を主とするアルツハイマー症状は徐々に目立たなくなり、レビーやピックの症状が目立って来る。

いて答えられないと、改訂長谷川式やM*MSEで大体15点以下です（30点満点）。認知症は記憶障害と生活障害ですが、15点以下だと大体の人に生活障害があります。だから年齢が答えられない。2歳の間違い、たとえば85歳の人が83歳と答えるのはOKです。でも75歳と答えるのはダメ。これで5秒です。それからアルツハイマーの人は指模倣テストでOKマークからキツネへ移行できません。人差し指が親指にくっついてくる。これで5秒。合計10秒で診断ができます。僕にはかんたん診断はどうでもいいのですが、副作用の話を聞いてもらうために、かんたん診断をくっつけています。

東田　この本で私が特に印象に残ったの

は「ドネペジル・マイクロ療法」と「神経原線維《げんせんい》変化型老年期認知症」でした。

前者はドネペジル（アリセプト）0・75㎎または1・0㎎で開始し、原則1・5㎎で維持する方法です。半年観察し、不十分だと思われた場合は2・0㎎、最大2・5㎎まで徐々に増量するとあります。副作用を出さないための少量投与ですが、通常の開始量である3㎎以下の量で維持するところがすごいと感じました。

後者は私にとってはまったく新しい概念でした。85歳以上でアルツハイマー型認知症と診断された人の中には、神経原線維変化型老年期認知症が数多く含まれていると書いてあります。

これはタウオパチー（*アミロイドβは少なく、*タウ蛋白のみが蓄積する病気）の一種であり、記憶機能がゆっくり悪化する認知症だというのです。このタイプであれば、ドネペジル・マイクロ療法で何年も良い状態を維持できるとあったので、とても希望が持てました。後期高齢者になると高い確率でアルツハイマー型認知症にされる現状に不満を抱いていたものですから。

平川　これは、僕が最近使っているスライドです（前ページ）。「高齢者の認知症は併存している」という題で以前から使っていたスライドに手を加えました。純粋型の認知症は、アルツハイマーにしてもレビーにしてもピックなどにしても、60歳をピークとする20～30

年間の中で完結していくイメージです。

東田　発症して亡くなるのですね。80歳を過ぎて新たにアルツハイマーと診断されるより、神経原線維変化型老年期認知症と診断されたほうがいいと思います。純粋な神経難病と、加齢に伴って障害を持った人とは区別すべきだ、というのが私の考えです。超高齢者には、薬はごく少なくていい。とにかく薬が強すぎるし、多すぎますから。

なぜプレタールが治療の柱となるのか？

東田　平川先生は、2012年の末から抗血小板剤であるシロスタゾール（脳梗塞再発抑制剤）の臨床試験を開始なさいました。投与群と非投与群に分けて有意差を調べる前向き研究でした。するとわずか数ヵ月で、驚くべき発見に繋がります。シロスタゾール投与群に著効例が続出し、シロスタゾールと抗認知症薬の併用群だけでなく、シロスタゾール単独群でも著効例が続いたのです。これはのちに学会発表なさっています。

平川　先発品をプレタール（大塚製薬）といいます。一般名がシロスタゾール。僕はプレタールしか使いません。ジェネリックは吸収率が悪いのです。5％か6％しか吸収しない。主要成分は同じでも、先発メーカーにはそれなりの工夫があるのでしょうね。

実はプレタールと、後発品のシロスタゾールの比較試験もやりました。すると最初の10例で有意差が出てしまって、途中でやめざるを得なくなりました。片方の薬（プレタール）が明らかに有効で、もう片方の薬（後発品のシロスタゾール）があまり効かないとわかってしまうと、継続するのは倫理的な問題が出てきますから。プレタールは副作用で脈拍数を増やすのですが、後発品ではあまり増えませんでした。

東田 副作用が出ていないということは、作用も出ていないということですか。

平川 プレタールは血管拡張作用があるのです。特に脳幹、中脳に。血管が拡がるから、どうしても片頭痛が起こります。でも頭痛が出る人は、絶対に効くのです。だから「(頭痛が出ても) びっくりしないで飲んでね」と伝えています。錠剤は、50㎎か100㎎しかないんです。でも、50㎎だと5人に1人は副作用が出ます。脈が速くなるとか、ドキドキするとか、顔が火照るとか、頭痛が起こるとか。50㎎を朝夕で100㎎飲んでもらうと副作用が出るから、細粒を調合してもらって35㎎でやります。すると副作用が100人で数人にまで減る。35㎎でスタートして、問題がなければ50㎎、100㎎と増やしています。

東田 先ほど平川先生が「脳の血流を増やせば、高齢者の頭は良くなる。僕は今でもそう思っているので、プレタールを使います」と話していたのは、そういう意味なのですね。効果は持続しますか。

平川　50㎎で、改訂長谷川式が1年後にプラス3点以上の改善を示す人が35％。100㎎で62％の人が改善を示します。50㎎で大丈夫な人は、できるだけそれで引っ張るといい。プレタールの効果のピークは2〜3ヵ月で、効かなくなるのは平均1年10ヵ月です。投与から2年弱で効果が落ち始めたときに、50㎎から100㎎に増やすと長持ちします。10年選手の患者さんがいっぱいいますよ。僕のおふくろも今90歳ですが、10年間プレタールを飲んでいます。

東田　認知機能が上がるのですね。平川先生はどのくらいの割合で患者さんにプレタールを使われますか。

平川　実際にはそんなに来ないけど……わかりやすくするために、今日、100人の認知症の患者さんが来たとします。とするとプレタールが90人、リバスチグミン（の少量貼付）が10人以下。残りの人はほかの薬を処方することになりますが、薬を出さない人もいます。アルツハイマーでドネペジル（の少量投与）がいい人もいるし、脳血管性でガランタミン（の少量投与）がいい人もいるけど、レビーも含めて9割はプレタールです。

東田　メマンチンを使う先生もいますが。

平川　メマンチンは、効いているかいないかわからない人が8割です。つまり、差し障りがありません。ドネペジルなどのコリンを増やす薬は副作用があるでしょう。興奮するとか。家族からも不平を言われるんだけど、メマンチンはグルタミン酸抑制作用のほかに抗コリン作用も少しあるので、人によっては眠くなるし、おとなしくなる。それでBPSD*に良いと使っている先生もいますが、治療薬としてはどうなのかな。元気を奪っているに過ぎないし、頭を悪くしているんじゃないかと思うんだけど。プロの先生ほどメマンチンを出しますね。

ほとんどが〝嘘アルツハイマー〟

東田　近年、エーザイなどがアデュカヌマブとかレカネマブとか、アルツハイマー病のプ*レクリニカル期（症状はないがこれからなると思われる早期）をターゲットにしたアミロイドβを除去する薬が認可されましたが、平川先生はどう思われますか。

平川　僕の考えですが、アミロイドβが関係するのは、アルツハイマーの1割だと思います。治験をやっている先生に聞くと、臨床試験にアミロイドβがいっぱい出ている人をエントリーしなければならないのに、アミロイドを測定すると全然ない。この人は絶対アルツハイマーだという人を集めても、誰もアミロイドアンギオパチー（アミロイドβタンパクが、脳の血管に沈着している状態）ではない、つまり、ほとんどが〝嘘アルツハイマー〟

です。たとえば10人、アルツハイマーの患者を診るとするでしょう。アミロイドβが原因の人は1割、あとの9割はアミロイドβが原因ではない嘘アルツハイマーです。ベースとしては、脳循環が悪い人が多い。高齢者はみんなそうですよ。

東田　だからアミロイドβを消す薬を創るより、プレタールを使ったほうがいいというお考えですね。抗認知症薬の増量規定には、心ある先生たちが２０１５年に〈抗認知症薬の適量処方を実現する会〉*というのを立ち上げて行動を起こしたことで、２０１６年に厚労省は適量処方を認めましたが、今現在、全国でどれくらいの医師が適量処方を行なっているのでしょうか。

平川　どうでしょうね。ちなみにリバスチグミンの処方数を見ると、規定量は18㎎ですが、18㎎は３割の患者さんにしか使われていません。13・５㎎が１割、あと４・５㎎と９㎎が半分ずつです。つまり３分の２は適量処方です。多くの医師が、４・５㎎か９㎎で止めています。

東田　平川先生の処方が浸透したということでしょうか。

平川　いや、いちばん認知症を診ている先生方、大学の先生とか認知症の専門家が、そんなのは当たり前という認識に変わってきたのだと思います。リバスチグミンに限らず、ドネペジルも、あえて使わないという選択か、少量投与をしてくれるようになりました。

東田　それは、わかっている先生はそうしている、ということですね。いつ頃から変わりましたか。

平川　２０１５年くらいからそんな感じがしています。専門医は少量投与、もしくは抗認知症薬を使わないというふうに変化しています。それがわかっていない医者は使うわけです。町医者の先生とか、ガイドラインしか信用しない若い医者とか。

東田　２０２１年に発表された平川先生の論文『私の認知症治療～エビデンス主義との闘い～』には、こう書かれています。

「30年の経験で学んだ結論は、認知症患者を既存のエビデンスや診療ガイドラインで良くすることはできないということである」

「早いもので30年になるが、私の認知症治療の歩みは、図らずもエビデンス主義との闘いになっていたようである。但し認知症患者と介護者を笑顔にしてきたという自負がある。同じ場所で同じ患者さんを長年診ることが出来たからこそであるが、20年以上も同じ病院に勤務し、長期間同じ患者に向き合うことが出来たのは、今の病院のおかげであり感謝しかない」

平川　その通りです。僕の臨床を見てくれている看護師さんたちには、「うちは日本一認知症の患者さんが良くなっている外来だよ」と言っています。本当の日本一は、患者数からいって河野和彦先生かもしれないけれど、誇りを持たせるためにそう言っています。プレタールを使っているし、リバスチグミンも使いこなしていますから、あながち嘘ではないでしょう。

すべては、患者さんのために

東田　認知症で受診するときは、予約制ですか。

平川　自由です。予約は取っていません。

東田　平川先生は脳神経外科医だから、救急車で急患が来ますよね。そして病棟の入院患者さんも診ておられる。緊急の手術が入ったらその日は診られないけれど、空振りになってもよければ外来に来てもいいよ、という感じですか。

平川　いや、たいがいはOKです。予約診にしてしまうと、たとえば今暴れて困っているおじいちゃんが、「最短で再来週なら予約が空いています」というようなことになってしまうわけです。うちは、2時間待合室で待つかもしれないけれど、今日困っている症状を、

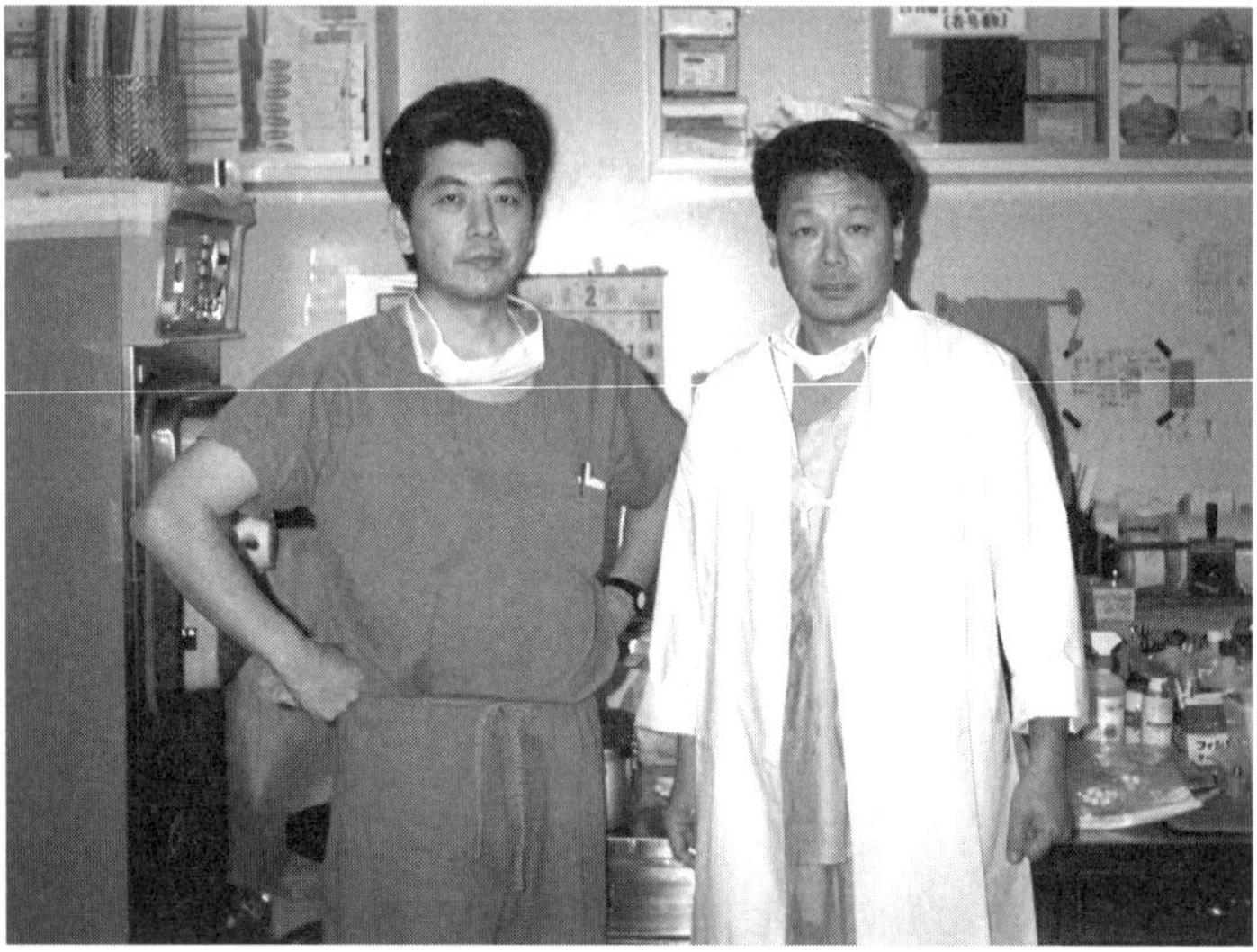

三井記念病院時代、師匠の故・福島孝徳先生と

今日、良くします。

もの忘れ外来だったら2ヵ月後でもいいかもしれません。だけど幻覚が出て暴れるおばあちゃんがいたら今日、幻覚を取ってあげないといけない。我々は「これはレビーだから、明日からこの薬を飲んでくれれば、やがて幻覚は消えますよ」と言えますが、家族は不安で、「おばあちゃんおかしくなった。どうしよう」と慌てるわけです。

だから、今日困っている人に問診をして、MRIを撮って、少なくとも脳梗塞などではないことを確認して、診断をして、薬を出します。家族に、なぜこうなるのかを説明して、今日の夜からもう幻覚や妄想が出ないようにする。

「これはこういう病気だけど大丈夫。軽いし予後もいいし、きちんと治療すれば、おばあちゃん85歳だけど100歳まで生きられますからね」と言う。そうすれば、娘さんは安心するじゃありませんか。うちではそういう「認知症救急」をやっています。だから予約制じゃないのです。

東田　そういう姿勢は、師匠の福島孝徳先生の影響ですか。

平川　そうです。「すべては患者さんのために」「お前は死んでもいいから患者さんを助けろ」という教えですね。今でも誰かに何か座右の銘を書いてくださいと言われたら、「すべては患者さんのために」と書きます。「死んでもいいから～」というのは、あまり書けませんから。

お正月に初詣に行くときは、病棟の患者さんのことを祈ります。「脳出血で闘っているあの患者さんの意識が戻りますように」と。自分や家族のことは祈りません。それは、福島先生が手術室で「神様、神様」と祈るのを見ていたからです。天才とか神の手とか言われた人が、患者さんのために神頼みをする。それを見たら、「ウチの子が受験に通りますように」なんて祈れませんよ。2回目の初詣を3月くらいにしたら、自分とか家族のことを祈ります。あんまり一度に言うと、神様も聞いてくれませんからね。

■インタビューを終えて

平川先生は、私（東田）と同じ鹿児島県出身です。以前、帰省したら錦江湾《きんこう》で海釣りをするという話を聞いていたので、インタビュー後、改めて趣味の話を伺いました。

現在、大きく趣味というと「キャンプ、釣り、スキー」だそうです。

キャンプはもっぱら「ソロキャンプ」。車で目的地へ行ってテントを張り、1～2日を自然の中で過ごします。2020～2021年はコロナ禍で外来の患者さんが減り、時間ができたのでよくキャンプに行ったと話してくださいました。釣りは、もっぱら川越市医師会のクラブ活動で、千葉などへ遠征に行くと伺いました。川越市医師会には、そのほかゴルフなどいろいろな部活動があるようです。

私が驚いたのは、スキーでした。生粋の鹿児島県人は、スキーなんかできません。パラパラ雪はたまに降りますが、積もった雪を見たことがないからです。

平川先生は、39歳で埼玉県川越市の池袋病院に赴任し、翌年40歳で人生初めての雪を見てスキーを始めました。その後、45歳で1級を取り、51歳で全日本スキー連盟のインストラクターになっています。何をやるにも集中力がすごいというか、徹底して取り組む性格のようです。よく滑りに行くのですかと聞いたところ、「50代の頃は行きましたが、いまはスキーを教えるときだけです。たとえば川越市主催のスキー教室があって、市からスキー連盟への委託事業で、100人くらいの子どもたちをスキー場へ連れて行ったりします。2泊3日で教えるわけです。そういうときは先生たちが何人も必要なので、僕も行きます」

という答えでした。

「コロナ禍が終わると忙しさが戻って、アウトドアも楽しめなくなるな」と呟く平川先生。

「いえ、この本が出たら忙しくなりますよ」と呟く私でした。

［第9章］

「認知症」という病気はありません

岸川雄介

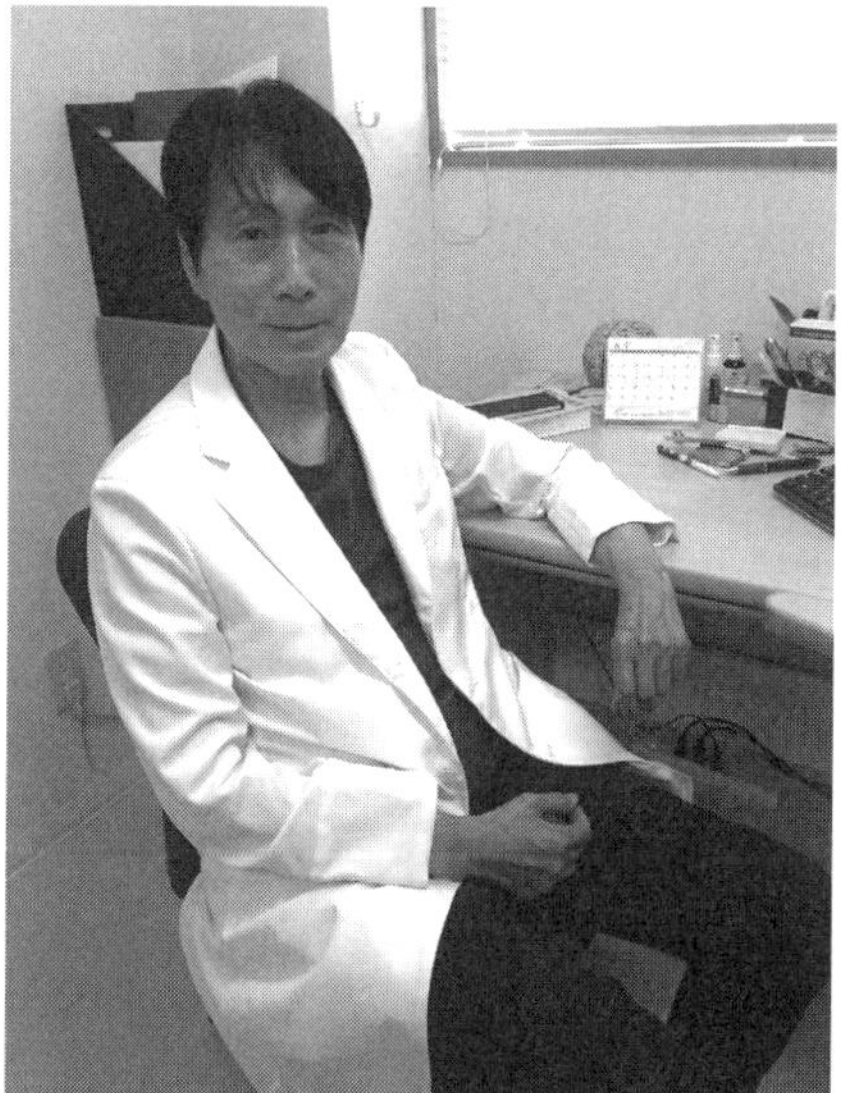

きしかわ・ゆうすけ

1948年東京都生まれ。麻布高校、国際基督教大学（ICU）理学科物理学教室卒業。数年間の社会人経験を経て、1985年京都府立医科大学医学部卒業。1987年同大学精神医学教室助手。1993年米国クリーブランドアルツハイマーセンター留学。2003年京都府立医科大学精神機能病態学講師、その後同大学臨床教授。医学博士。日本精神神経学会、日本老年精神医学会、日本神経心理学会所属。安曇野に移住し、市内の病院勤務を経て、現在「安曇野ななき診療所」院長。

岸川医師の初診を受けてみた

ある日の昼下がり、私（東田）は長野県安曇野市明科七貴《あかしななき》にある「安曇野ななき診療所」を訪れました。最寄りの駅はJR篠ノ井《しののい》線の明科駅です。

岸川雄介医師と私は、それまで面識がありませんでした。ある医師が本書の企画趣旨を聞き、「岸川先生がいい」と推薦してくださったことから、編集部を通して交渉が始まりました。診療所のホームページを見て「この人はすごい」と実感した私は、岸川医師から取材前に送られてきた2冊の小冊子（後述）を読んで感銘を受け、期待に胸をふくらませて診療所に足を踏み入れました。

待っていたのは、岸川医師と看護師さん一人だけでした。この日の午後は週2回の往診の日でしたが、取材のために予定を空けていただいたとのこと。

挨拶を交わし、改めて取材意図を説明した私に、岸川医師は一つの提案をなさいました。

「もの忘れを心配して受診したと仮定して、僕の診察を受けてみませんか」

「ぜひお願いします」

承諾した私は、看護師さんに別室へ案内されました。そこから、再度診察室へ入った私と岸川医師との会話を再現します。

(診察室にて)

岸川　東田勉さんですね。岸川雄介といいます。ここへ来られてから、別の部屋で何をしましたか。

東田　体重を量り、身長を測り、血圧を測り、脈拍を測りました。

岸川　ＯＫです。では今度は、顔を動かさず、目だけでこの指を追いかけてください。

(そう言って岸川医師は人差し指を立てると上下左右に動かす)

岸川　きれいに(目が)動きますね。次は、僕が言った通りのことをしてください。一度しか言いません。言い終わって、「ハイ」と声がかかってからやってくださいね。両腕を真っすぐ前に伸ばして、手のひらを上に向けて、目を閉じてください。ハイ。

(東田、その通りにやる)

岸川　指を開きましょう。ハイ、ＯＫです。利き手はどちらですか。

東田　右です。

岸川　右手でこれをやってください。思いっきり速くやりましょう。

(東田、指を折る動作を繰り返す)

岸川　次、これを真似てください。

(このあと、いくつか両手の動きが続いた。結構難しい手の動きがあり、何度か間違えた。

（この診察は、再入室してから約5分間続いた）

岸川　これが僕の診察です。最初に別室でやったことを思い出してもらったのは、出来事記憶といいます。出来事記憶の障害はアルツハイマー病で一番特徴的な障害ですから、まずはそれを診ます。次は、眼球運動です。脳の働きが悪くなったことが一番わかりやすいのは、眼球運動なのです。たとえば初期のアルツハイマー病では、眼球運動障害が出ます。

次に両腕を前に伸ばして目を閉じてもらったのは、バレーサインといって麻痺を診ているのです。三段階の命令を一度に言って、それを覚えて実行してもらうことで、言語理解、言語的記憶を診ます。そしてそれを実行していけるかも診ます。側頭葉、前頭葉機能のチェックです。

次の「利き手はどちらですか」という質問は、言語概念のチェックで、側頭葉の機能を診ています。あなたは「右です」と答えましたが、患者さんによっては「あなたでしょう」と答えます。「聞き手はどちらか」尋ねられたと思っているのです。しかし、そんなことを聞かれるはずはないので、（そのような答えが返ってきたときは）側頭葉の機能低下を疑います。そのあとにさまざまな手の動きが続きました。まずは構成行為といって、頭頂葉の働きをチェックしました。次は視空間認知、それからパーキンソン症状のチェックを行いました。その後、ちょっと間違えましたよね。これは手続き記憶です。最後にやったのがルリア検査。ロシアの高名な神経心理学者ルリアが考え出したテストで、前頭葉機能の一つである運動プログラミングを検査しました。

東田　すごいですね。初診でこのような検査をなさるのですか。

岸川　前頭葉、頭頂葉、側頭葉、後頭葉、基底核、中脳、小脳のどこが機能低下を起こしているかがわかります。ここで大切なことは、低下していない脳機能を明示し、説明することです。それから、低下している脳機能が生活場面でどのように影響しているかを確認します。これは、家族や介護スタッフへの問診で行います。

体と脳は、分けられるものではない

「安曇野ななき診療所」は、岸川医師と看護師さん1人、受付1人、計3人でやっている小さな診療所です。診療科目は、①ものわすれ外来 ②内科 ③心療内科・精神科。この3つはどう関係しているのでしょうか。

岸川　いつも患者さんや家族に説明するのですが、脳は体の一部ですから、体の調子が悪くなると脳の調子も悪くなるのです。体は内科、認知機能は精神科と分けられるようなものではありません。

特に心臓と呼吸器は、脳の働きに影響します。心臓の働きが悪いと脳に血流が行きませんし、肺や呼吸器の働きが悪いと脳に酸素が行きませんから。僕らはそれを心不全認知症とか、ＣＯＰＤ（慢性閉塞性肺疾患）認知症と呼びます。心不全認知症であれば、心不全を治したらいいのです。ＣＯＰＤ認知症なら、酸素濃度を上げてあげればいい。それにはいくらでもいい薬があります。心臓や肺に原因がある場合、その治療をすれば、本当に認知症状態が良くなるのです。

東田　ほかには、どんな病気が認知機能を落としますか。

岸川　典型的なのは、糖尿病ですね。昔から糖尿病性認知症と言われてきました。自分の病気を理解していない率が一番高いのは糖尿病です。どんなに説明しても、糖尿病の人の２割は絶対に理解しません。統合失調症の人やアルツハイマー病の人は、きちんと説明したら全員理解します。

東田　理解しないとは、どういうことなのですか。

岸川　自分が糖尿病で、治療が必要だということを理解しない。生活習慣病ですから、生活習慣を変えないといけないのだ、ということが理解できないのです。

東田　それは認知機能が落ちているからですか。

岸川　明らかに落ちています。どこが落ちているかというと、前頭葉です。だからまず、糖尿病をコントロールしてあげるといい。僕ができなかったら、専門の先生にお願いするのですが、コントロールが良くなると認知機能もかなり良くなります。

東田　糖尿病をコントロールすると、認知機能が良くなるのですか。

岸川　糖尿病が良くなるんだけど、認知機能はもっと良くなる。アルツハイマー病だろうとレビー小体病だろうと、同時に糖尿病を合併していたら、まず糖尿病の治療をする。そうすれば、認知機能が良くなります。

東田　ということは、精神科主体でやっているような、まず認知症ありきでドーンと診断してしまうと、大きなものをいっぱい見落としますね。

岸川　全部見落とします。たとえば痛みのコントロール。あれをしてあげるだけで、全然違いますから。

東田　岸川先生から送っていただいた小冊子にも書いてありました。「体の痛みや苦しみは、苛立ちの原因となり、周囲の理解が得られないと怒りっぽくなります」と。

岸川　膝や腰の痛みがあると歩けなくなります。歩けなくなると、認知機能は一気に下がります。それをちゃんと改善してあげないといけない。ところが「痛い？　レントゲンで見ても何も異常はないんだから、痛いわけがないだろう」という医者が多いのです。

東田　そういう整形外科医は多いですね。

岸川　だったら医者はいらないだろう、という話ですよ。レントゲンを撮るだけだったら、ロボットでいいじゃないですか。僕のところへ来たら痛み止めを出して、よく鍼《はり》を薦めます。鍼はすごいですよ。整形外科は鍼をやるべきです。

東田　なるほど。ところで、ものわすれ外来は予約制で初診に1時間かけるとホームページにありました。内科も予約制なのですね。

岸川　全部予約制です。内科であっても、最低15分は診ますから。僕が一番イヤなのは、血圧が高いと、その数値を見て薬で下げるだけのやり方。あれは血圧の数値をごまかしているだけです。なんでこの人は高血圧になったのか？　痛みはあるのか？　胃潰瘍はないか？　眠れていないのか？　ストレスが溜まっているんじゃないか？　……そういうところを診てあげないと、血圧は下がりません。

東田　そういうのを診ないようにしているのですね。降圧剤で下げるだけのお医者さんは。

岸川　施設でもすぐに（利用者さんの）血圧が高いと騒ぐけど、なんで血圧が高くなったかを考えてくれと言いたいのです。何か理由があったはずだと。薬で血圧を下げると、頻脈が起こりやすくなります。高血圧の薬は副作用が強いですから。

東田　それで高齢者は頻脈が多いのですか。

岸川　頻脈になったら、今度は頻脈の薬が出るんです。そういう人が僕のところに来たら、まずは頻脈の薬を減らし、血圧の薬をコントロールして、高血圧の原因をいろいろ探る。その結果、薬が要らなくなる人もいます。ちゃんと診れば、それは可能なんです。その代わり診察に時間がかかるから、全部予約制にしています。

東田　1人に15分かけると、あまり多くの患者さんを診ることができませんね。

岸川　多くても1日に診られるのは20人。だから儲かりません。

東田　それだけじっくりと患者さんの話を聞いてくださるのですね。

岸川　僕のところへ来た患者さんは最初に驚きます。しかしそれで感動されても、ちっとも嬉しくないですよ。僕は、医者になったときに指導医から、「最低15分は患者と向き合え」と叩き込まれました。「3つ以上の薬は出すな」「必ず体を触れ」とも。

内科の診察でも、体をきちんと触って脈を取ると、気持ちが伝わるじゃありませんか。生活習慣病の治療でも、薬は3割、患者さんの話を聴いて指導していくのが7割と教わりました。

物理学から脳に興味を持って医学の道へ

岸川医師は東京都新宿区の大久保で育ちました。都内の名門校である麻布高校から国際基督教大学の理学科へ進学し、物理を学びました。大学卒業後、オフィス機器などを製造する有名企業へ就職しましたが、数年後、日本はオイルショック（１９７３年）に襲われます。それまで好景気続きだった会社は、突然の人員削減を断行し、無理な人事異動や理由のない解雇を行ったため、社内に心を病む人が続出しました。

「この人たちを救えるようになりたい」と思った岸川青年は、会社を辞め、一念発起して医学部受験に挑んで京都府立医科大学へ入学しました。30歳の春でした。

医学生の頃に脳に興味を持ち、精神病も脳の病気ではないかと考えるようになり、両方を学べると思って精神医学教室に入った岸川医師は、脳機能の研究に没頭しました。知ればい知るほど、脳のことが大好きになったそうです。

「とても大事なことは、脳は、体のためにあるということです。脳には、たくさんの神経が集まっています。でも脳自身の痛みを感じる神経はどこにもありません。たとえば脳梗塞を起こしても、いきなり気を失うだけです。もしも脳に自分のための神経があったら、ものすごく痛いでしょうから、脳梗塞も早く見つかるだろうと思います。脳のすべての神経は、体のために働いています。自分を犠牲にしても、体のことを考える奴な

んです。何十億という神経がありながら、自分の痛みを感じる神経が一つもないなんて、泣けるでしょう？」

そして研修医時代を過ごした京都府立洛東《らくとう》病院の理学療法科は、高次脳機能障害のリハビリを行う診療科でした。同時に、救急搬送された急性期の脳血管障害（脳出血、脳梗塞、くも膜下出血など）の治療に従事しました。野戦病院のような環境で、医師としての基本を叩き込まれたといいます。

高次脳機能障害を研究していた岸川医師が認知症（当時は痴呆症）の分野へ進んだのは、一部、精神科医たちの痴呆に対する差別的な言動に反発心が湧いたからでした。

「お前、痴呆なんか診てどうするんだよ。やれることは何もないだろう」と言われたことに頭にきて、「痴呆を治してやる」と担当教授に訴え、やってもいいと許可をもらいました。当時の精神科は、誰も痴呆に見向きもしなかったそうです。

「ほかの科の医師はそんなでもなかったのですが、精神科の多くの医師は本当に差別的でした。僕は、カウンセリングをやりたかったのです。それが精神科の仕事だと思っていましたから。

患者さんと共感的に向き合って、助けられる人は助けたいと真剣に思っていました。でも、どの精神科医もまったくカウンセリングなどやりません。先輩医師から最初に言われたのは、痴呆症の患者さんを前にして、〝お前はこうやって痴呆の患者を見ていろよ。面白いだろう〟といった侮蔑的な言葉でした。向き合おうとしない精神科医が〝治療〟と称して行うのは薬の投与だけです。精神科医には変わった人が多く、どこか人を見下した態度をとる人も多いです」

薬だけの治療がイヤだった岸川医師は、同じ考えを持った同期の4人でカウンセリングを学びました。講師を呼んで、4人だけの講習会も開いたそうです。「そうしなければ、カウンセリングなんて学べません。未だに精神科はひどいです。薬だけでやろうとする。治療をせず、観察しかしないのです」と岸川医師は憤ります。

アメリカ留学で知った日本の後進性

京都府立医科大学精神医学教室で脳梗塞、脳変性疾患など脳機能障害疾患の患者さんたちの臨床と研究を続けた岸川医師は、1993年に米国オハイオ州クリーブランドにあるアルツハイマーセンターに留学しました。44歳のときでした。

そこで岸川医師は、アメリカのアルツハイマー病研究と日本のそれが、まったく異なる現実に直面します。特に異なったのが診断方法と、病気との向き合い方でした。

「僕は独自の診断方法をつくり上げています。先ほど東田さんに実演した通りです。日本では、[*]改訂長谷川式認知症スケールを使いますが、あれはひどいものです。あれにはタネ本がありまして、アメリカで非医師が使っていたものです。長谷川式は、それをものすごく安易に改変して作られました。医者がたいそうな顔をしてやるようなものじゃありません。昔はあれを診断に使っている医者はほとんどいませんでした。しかし今は、みんな使っています。だからみんな退化しているんです。

[*]MMSEは、ソーシャルワーカーが使うための検査で、認知症関連疾患の診断には役立ちません。あれは診断に使うものではなく程度を見るために使います。一回診て、それで決めるんじゃなくて、何度も使って良くなっているか悪くなっているかの経過を大まかに調べるためのものです。改訂長谷川式より少しはマシですけれど……なぜかというと、言語機能と前頭葉機能、視空間認知機能がある程度わかるので。だけど、あれで診断なんかできません。要するに、それほどこの国はズレているのです」

岸川医師が医師になった頃、脳の研究がやりたくても神経内科は脳の研究をしていませんでした。脳神経内科ができるのは、もっとあとのことです。ただ当時、精神科の中の一部のグループが、大脳病理学や神経心理学などを手掛けていました。そこで岸川医師は、精神科のそうしたグループに入って、高次脳機能の研究を始めました。長谷川式やMMSEのような簡易検査で診断をつけるようなことはせず、前頭葉機能、側頭葉機能、頭頂葉機能をしっかり調べて、その人の機能障害がどういうものであるか、はっきりさせてきました。そうしないと、治療はできないはずだと岸川医師は断言します。

また、画像検査による診断も、日本は間違っていると指摘します。

「MRIでは脳の機能はわかりません。CTやMRIによる画像検査は、脳の形は写しますが、機能は写しませんから。僕は脳機能をずっとやってきましたが、20年前からMRIは使っていません。脳機能画像検査というのは脳血流SPECT検査やファンクショナルMRI（磁気共鳴機能画像法）でなければできません。僕はそれをやってきました。しかし、もうそれも時代遅れで、これからはマイクロチップとかナノチップの時代でしょう。

僕はアメリカに留学したとき、200人くらいの患者さんを診察しましたが、MRI

を使ったのは2、3例でした。アメリカの先生方は、皆さん独自の脳機能の診断方法を持っていました。だから僕も、自分の診断方法をつくったのです。ただ、遂行機能の障害はこの方法でもわかりません。診察室ではわからないのです」

アメリカと日本が違うのは、診断方法だけではありません。アルツハイマー病と向き合う姿勢がまったく異なるのだと岸川先生は言います。

「アメリカでは神経内科医は、診察はしますけれど、治療は一切行いません。アルツハイマーアソシエイションか、ソーシャルワーカーがやります。だからアルツハイマーアソシエイションは、アルツハイマー病にどのような症状が出て、どのように進行していって、どのように死んでいくのかを知っています。

一方、日本では、精神科の先生も内科の先生も、アルツハイマー病がどういう病気かまったく知らないのです。死に至る病だということも知りません。向こうは一般の介護者たちが知っています。怖いから安楽死が認められている地域もあるのです。

大体、発症するのが50代。僕が診たいちばん若い患者さんは33歳でした。その患者さんは、発症から3年で亡くなりました。ほかに、36歳の人が5年、39歳の人も5年で亡くなりました。あっという間です。50代くらいのアルツハイマー病の人は、亡くなるまで大体10年ですね。アルツハイマーというのはそういう病気だとみんな知っているわけですよ、いわゆる先進諸国では。この国で言う「認知症」の末期の症状とされる、食べることを忘れて死ぬなんてバカなことは言いません。がんよりも怖いですよ。アメリカでは、無慈悲に診断を告げます。あなたはアルツハイマー病です、と。この病気は死に至る病です。進行していって、言葉が通じなくなって、体が動かなくなって、パーキンソン症状が出てきて、最後には死にますと説明するのです。恐怖ですよね。

　だから、病名を告げたそのあとでどうフォローするか？　という、メンタルをケアするシステムをつくったのです。僕はアメリカから帰ってきて、〈呆け老人をかかえる家族の会〉（2006年に〈社団法人 認知症の人と家族の会〉に名称変更）に電話をしたことがあります。病名告知と死の選択、終末期について真剣に考えませんか？　と提案しました。が、何の反応もありませんでした。それはアルツハイマー病がどうなっていくのか、ちゃんと知らされていないからです。ただのもの忘れ、認知機能が落ちる病気としか思っていないのでしょう。そんな軽い病気ではありません。だから診断基準と、告知の標準化と、フォロー体制が必要になります。それがこの国にはない。まったく、どうしようもないなと思います」

誤った道を歩んだ日本の治療

岸川医師は「認知症」という名称が混乱の元凶だと指摘します。

「少なくとも僕が医者になった頃は神経内科の先生も、アルツハイマー病とかレビー小体病とか、きちんと診断していました。〝〜型認知症〟なんて、ありませんでした。レビー小体病を発見した小阪憲司医師は、レビー小体型認知症と呼ばないでくれと言っていました。そんな病気はない、レビー小体病なのだと。だって、レビー小体病の人の多くは、認知症状態にはならないからです。小阪医師は、レビー小体病を認知症にすることに、すごく反対したのです。ところが、小阪医師が亡くなったときの新聞記事（2023年3月）には〝レビー小体型認知症を確立した医師〟と書かれました。お気の毒ですし、これが現実なのですね」

「認知症」という呼び名は、2004年に厚生労働省によって採用されました。それまでの「痴呆」という病名が差別的だという理由で、新しい名称を公募して決めたのです。問題は、その「認知症」が精神疾患にされたことだと岸川医師は語ります。

「かつての精神科医は、痴呆をまったく診てくれなかったのです。〝痴呆の患者を診てどうするんだ？〟と無視されていました。〝そんなことはない、痴呆の患者さんだって病気を抱えて生きているんだから、少しでも回復させてやるべきだ〟と僕は主張していたのです。ところがある時期を境に、精神科医がみんな診ると言い出しました。そのあたりの経緯をご存じですか？　マスコミは一切取り上げませんけどね。精神科の20万床問題というのがあったのです」

日本は精神科病床が世界一多いということは、私（東田）も知っていました。介護ライターとして、記事を書いたこともあります。２０１８年12月に行われた厚生労働省の精神医療についての検討会で、次のような資料が配布されています。

〈国際的に見て日本の精神科病床（入院ベッド）数は非常に多い〉
〈過去15年間我々（厚労省）は、精神科病床を削減する努力をしてきた。それでも約35・8万床が33・8万床になったにすぎない〉

一説には、全世界の精神科病床の約20％が日本にあると言われています。全世界の人口の中で日本人が占める割合は1・5％に過ぎないのに、です。世界的には、1960年頃から精神科病床の削減が相次いでいます。精神病の人は入院させなくても、通院で十分治療できることがわかってきたからです。病院に閉じ込めるより、地域に帰したほうが〝予後がいい〟（余命が長くなる）こともわかっています。

「ある時期から、精神科の病床が埋まらなくなったのです。この分だと20万床も余ってしまうことが明らかになりました。これが精神科の20万床問題です。

最大の原因は、統合失調症（昔の精神分裂病）が激減したことにあります。一時は、なくなるかもしれないと言われました。躁うつ病も減りました。精神科の医者たちは双極性障害という病気をつくって需要を掘り起こそうとしましたが、十分な成果は挙げられませんでした。入院を必要とするような重篤な精神病患者が減ってきたので、日本精神神経学会で対策を真剣に議論しました。僕らは、〝精神病で入院する人が減ったのはいいことだ〟と言っていたのです。〝収容するのはおかしい、社会生活を送ってもらうことが大切なのだ〟と。しかし、〝俺たちの飯のタネを守れ〟と病院経営者たちは必死でした。

その会議で、痴呆が俎上《そじょう》に上がったのです。（精神病の入院患者が減ったなら）痴呆患者を入院させればいいだろう、という方向に議論が傾きました。なぜかというと、彼ら（痴呆患者）は世間の迷惑者だからです。精神科医は、いつもそういう考え方をします。精神病者は迷惑だから収容しようというのと同じく、痴呆患者は迷惑だから収容しよう、という発想です。痴呆を認知症に呼び替えたとき、彼らは認知症という病気をつくり、それを精神疾患に組み入れました。自分たちの飯のタネをつくったのです」

「認知症」という病気はありません

2016年に岸川医師が開業した「安曇野ななき診療所」のホームページには、冒頭に「認知症という病気はありません」と書いてあります。そして文章はこう続きます。

〈ありもしない病気なのですから、認知症にかかったら、夜も昼もうろつき回り、大声を出したりわけもなく怒ったりするように人格が壊れていく、わけではありません。

認知症は症状群です。

脳機能低下によって生活がひどく混乱した状態です。脳機能低下が認知症なのではなく、適切な治療を行えば認知症状態になることを防ぐことができます。

生活がひどく混乱した状態ですから、患者さんだけではなく家族や介護者も苦しみます。

この苦しみも適切な治療で改善させることができます。不治の病の精神病だからとあきらめて、いたずらに大人しくさせることだけを考えて強い薬を使い、むやみに収容することはかえって患者さんだけではなく介護者の苦しみも大きくさせます。

私たちの診療所では、たとえ〝もの忘れ〟などの認知機能障害があっても、いかに認知症状態にならないようにするか、もうすでにひどい認知症状態になっている人のその症状をいかに軽くして本人・家族の苦しみを軽減していくかを考え、治療を行っていきます〉

「認知症という病気はありません」と断言する岸川医師は、「認知症は症状群です」と続け、「認知症」ではなく、「認知症状態」と呼んでいます。そして、より正確に診断し、収容しない治療を行う姿勢を、ホームページ上でこう続けるのです。

〈治療の目的は〝患者・介護者相互の生活改善〟です。

まず、認知症状態なのかどうかを、家族や介護者に詳細な問診を行って判断します。

認知症状態は生活の混乱なので、診察室で判断することはできないからです。次に、患者さんの脳機能障害、原因となっている病気や環境因などを診断していきます。脳の機能障害は脳だけではなく、体全体の状態や生活環境も関わっています。脳は体の一部で認知症状態は生活の問題ですから、その全体を診断する必要があります。

原因、症状、生活状態が把握できたら治療プランを立てます。体を含む病気自体は私が治療を行いますが、生活状況の改善は私だけではできませんので、それぞれのご家族の事情を考えながら友人、知人、仲間などの協力が得られればお願いし、地域福祉担当者にも協力をお願いし、全員で相談しながら行います〉

東田　「認知症という病気はありません」と言って、家族や介護者に理解してもらえますか。

岸川　あるとき講演会で「認知症というのは症状群であって、そういう病気はないんだ」と言ったんです。それを聞いた人が友達に「認知症という病気はないらしいぞ」と伝えた。そうしたら、その友達が何と言ったと思いますか。「それはどこの医者だ？　嘘に決まっている。マスコミで毎日、認知症、認知症とやっているじゃないか。認知症という病気は、間違いなくあるんだ」って。怖いでしょう？　怖いのはマスコミですよ。おかげで僕は、嘘つき呼ばわりされちゃいました。

東田　私も介護ライターとして、たまに介護職向けに認知症の講演をします。そいうときは冒頭で、認知症は症候群名であって病名ではないと言います。「がんという病名はあるのか？　という問題と同じです。皆さんは診察室で『あなたはがんだ』と言われて、『はい、わかりました』と帰りますか。必ずどこのがんか訊くでしょう。何のがんかによって違う病気だし、治療法も異なりますから。認知症もそれと同じです」と。

岸川　うん。少し時間をかけて説明するとわかってくれる。しかし、それを聞いたことのない人に話すと、そんな話は嘘だとなる。そういう常識が蔓延《まんえん》しているんです。うちの診察室に来た人のご家族でも、「まだ認知症状態ではないですから、そうならないようにしましょうね」と言ったら、怒って帰った人がいました。

東田　診断をつけてほしいという家族は多いでしょうね。

岸川　そう。「認知症」という病名を欲しがる。

東田　要介護認定を取りたいという事情もあるのでしょうね。

岸川　20年前は違いました。僕が思うに、これは日本人の特性です。みんなと同じでいたい。そこから外れている奴を弾き出したい。常に隔離《かくり》しておきたい。だから、いつまで経ってもこの国の精神科病棟は減らないんです。

東田　こちらの待合室の壁にこう書いてありました。

〈〃認知症〃と診断して、決めつけ、人生を諦めさせる……絶対にしてはいけません。原因・病気や症状を診断するのは、治療するためです。少しでも自分らしく生きられるように治療するためです〉と。

たとえばアルツハイマーだとか、レビー小体だとか、脳血管障害の後遺症だとか、前頭側頭葉変性症だとか、もっといっぱいあるのでしょうが……それを診て、それが原因で生活障害が起こっているときに初めて認知症という呼び方をする。ところが、そういう順番を辿らず、いきなり最初から認知症と決めつけるケースが多いのですね。

岸川　多いというより、ほとんどの医師がそうでしょう。

東田　最初に「がん」だと告げてから、どこの「がん」かを調べるようなもので、あり得ないですね。

岸川　あり得ない診断ですが、多くの精神科医や心ない医師たちはそれで平気なんです。「印象診断」なのだと彼らは言います。印象診断で統合失調症だと診断して、それで閉じ込めてしまいます。そういう流れがあるから、認知症も印象診断なんです。認知症らしいとか、認知症っぽいとかね。実に危険です。

認知症治療の大原則は、「生活を取り上げない」こと

東田　こちらのクリニックには、よその病院や医院で状態をおかしくされた患者さんも訪れますか。

岸川　来ます。それで例によって……例によってなんだけど、メマリー*が処方されているのです。あれは、アルツハイマー病の中期から後期の混乱した人の症状改善を目的としたグルタミン拮抗《きっこう》薬ですから、脳機能障害がたいしたことがない人に飲ませたら、おかしくなるに決まっています。でも、中期とか後期のアルツハイマー病の患者さんの数は少ないですから、薬が捌《さば》けないわけですよ。だから製薬メーカーが何と言っているかというと、「初期から使っていいですよ」って言って回っているんです。だからやたらと使われているし、みんなおかしくなる。

うちには、メマリーを飲んでおかしくなった患者さんが山ほど来ます。それで、薬を抜いてあげると良くなるんです。簡単に名医になれる。それくらいひどい状況です。それも印象診断で処方されている。目が変だとか、話し方が変だとか、言葉が出ないとか。それがみんな「認知症」だと診断されて、薬がポンポン出ています。当然、みんな悪くなります。ところがうまいことできていて、（薬で）悪くなると認知症が進んだんだね、となる。

そして、もっと薬が出るわけです。

東田　危ないですね。

岸川　危ないなんてものじゃない。僕はずっと言い続けてきたんだけど、80年、90年生きてきて……人生は楽じゃなかったはずですよ。戦争もあったし、いろいろなご苦労があったと思います。それなのに、なんでこんな目に遭わないといけないんですか？　ちょっともの忘れをしたからって、何がいけないのか？　って言いたい。

「認知症」というレッテルを貼られたらもう終わりですと、人生を取り上げられてしまう。そして、デイサービスに行けと言われる。デイサービスというのは、収容所ですからね。いいデイサービスもありますが、ほとんどが収容所です。生活を取り上げる場所になっている。

認知症状態にならないための治療とは、アルツハイマー病にしろ、老化によるものにしろ、大原則は「生活を取り上げない」ということです。僕のところに来た患者さんの生活は、絶対に取り上げません。だけどご家族の事情もありますから、デイサービスを利用せざるを得ないことも多いです。そのときは、ケアマネジャーさんに良いデイサービスを探してもらいます。そうしないと、ひどいデイサービスに行ってしまうから。……人格が荒廃していく病気にかかった哀れなお年寄りという対応をされてしまいますから。

東田　介護施設に訪問診療は行かれないのですか。

岸川　良いところにしか行かないです。嘱託医《しょくたくい》がいて全員をまとめて診ている施設には、僕は入れません。あれをやると、すごく診療料が取れますよね。大体そういうところは、ロクなところじゃないです。ある意味、囲い込んでいるわけですから。わりと真っ当なところへは往診しています。いちばん遠いところで、高速を使ってここから40分です。

東田　在宅療養支援診療所*として登録されていますね。「往診が必要な方、24時間緊急訪問看護が必要な方には、連携医療機関と共に対応します」と、待合室の壁に貼られていました。診療時間外は院長自宅、もしくは受付担当に電話が転送されますとも書いてありました。いい施設と悪い施設は、どこで見分けるのですか。

岸川　はっきりしていますよ。「抑制系の薬を増やしてくれ」と言ってくる施設は、ダメな施設。「減らしてくれ」と言ってくるのは、いい施設です。

東田　岸川先生は、薬中心の治療はなさらないのですか。

岸川　そんなことはありませんよ。抗認知症薬はほとんど使いませんが。あ、レミニール*とリバスタッチ*は、時に使います。どうして使うかというと、ニコチンを増やしてくれるからです。

東田　タバコのニコチンですか。

岸川　そうです。ニコチンは、脳の中で大事な働きをします。脳を活性化させるには、ニコチンが一番いい。タバコ中毒というのは、タバコを吸うと脳が覚醒するから、やめられなくなるのです。僕らはアリセプトが出る前は、ニコチンパッチやニコチンドロップを治療に使っていました。集中力が上がります。レミニールやリバスタッチは、集中力を上げたらこの人の生活が改善するだろうというときに使います。

東田　抗認知症薬には増量規定がありますが。

岸川　あんなバカなものに従ったことはありません。副作用を見ながら薬の調整をするのが医者の仕事でしょう？　どうして製薬会社や厚労省があらかじめ処方量を決めるんですか。だったら医者はいらないじゃないですか。

東田　ほかには認知症状態の高齢者にどんな薬を使われますか。

岸川　抗精神病薬はクエチアピン*を使います。最小量の25㎎を出して1ヵ月経つと、認知機能がガクッと落ちますし、パーキンソン症状も出ます。だからその2分の1か4分の1ですね。抗てんかん薬を使うこともあります。あと、プレタール（詳細は第8章参照）はよく使います。昔は100㎎1錠を使っていましたが、朝50㎎夕50㎎にしたら、そのほうがいいようです。

東田　個人的な感想ですが、私はプレタールを使う先生が好きなんです。プレタールを使うと、何が良くなると思われますか。

岸川　脳機能の一番底にある集中力、注意力、覚醒性が改善します。それと同時に、前頭葉機能がちょっとましになる。後ろの機能（後頭葉、中脳、基底核）はあまり変わりませんが、前頭葉の機能が微妙に良くなって、プレタールで生活が維持できる人がいるんです。程度はわずかなものですが、皆さんに効いています。プレタール、プラス介護の工夫ですね。

医療だけではなく、介護と両輪でいかないと絶対に良くはなりません。順番から言うと、生活状態を改善する介護工夫がまずあって、やってもダメな場合に薬を使います。使うときは薬の作用や副作用に関して十分な説明を行い、家族や介護者から必ず効果を教えてもらいます。そして、隙あらば薬を減らしていきます。

「介護研究の会」で作る2つの小冊子

東田　介護の工夫ということですが、〈安曇野ななき診療所介護研究の会〉というのがあって、2冊の小冊子を出していらっしゃいます。1冊目が『怒りのタイプからひも解く「認知症」怒りっぽさの対応法』（2021年6月）、2冊目が『行動の様子からひも解く「認知症」歩き回りへの対応法』（2022年10月）。事前に送っていただいたので読んで来ましたが、とても役立つ内容ですね。

岸川　今、3冊目を作ろうとしています。

東田　1冊目に岸川先生は、「チーム協働で成り立つ治療」という題でこう書いています。

「認知症状態は、たとえ脳の機能障害や原因の病気が同じであったとしても、どんな生活を営んでいるのか、どんな心身の状態にあるのかで、まったく変わってくる症状です。（中略）生活状態は病院の診察室で診ることはできませんので、医師が実際の生活場面に対して治療することはできません。また脳の健康を保つ心身の健康状態を維持していくのは、医師だけではできません。他方、原因となっている病気、脳の機能障害、心身の病気と症状を診断し治療することは医師の役割です。認知症状態の治療は、本当の意味でのチーム医療、医師、看護師、介護やリハビリに関わる人々の協働で行う必要があるのです。言葉ばかりの連帯ではなく、実際に一つのチームとして、協働で治療に取り組まないといけません」

この文章には、岸川先生が考えていらっしゃる治療像、医療だけでなく介護と両輪でなければならないという姿勢が良く出ていると思います。1冊目に「怒りっぽさ」を取り上げたのは、なぜですか。

岸川　怒りっぽさを認知症と診断して、それで済ませてしまう風潮がイヤだったのです。認知症だから仕方がない、人格が変化しているのだから……となってしまう。怒りっぽくても、50歳だったら普通、認知症にしないでしょう？　でも80歳だったら認知症にされるんですよ。そういういい加減さがイヤだったので、まずこのテキストをつくりました。

東田　「怒り」には何らかの理由があり、一概に病気にしてはいけない。怒りを解消する鍵は、「理解してあげる」ということですね。どう怒るかを、①激しく怒る　②イライラする　③頑固　④すねる　の4つのタイプに分け、それぞれ着目点と対応方法が書いてあります。

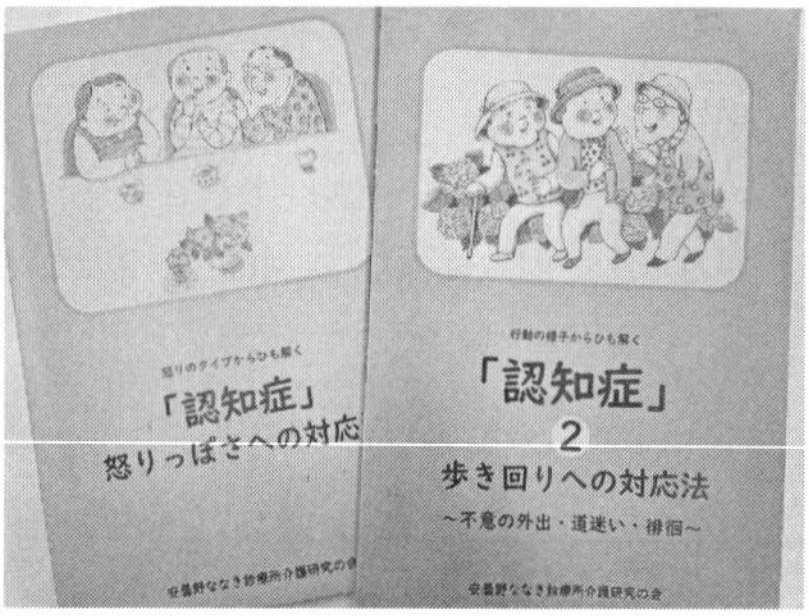

怒りっぽくなる原因には、①痛み　②睡眠不足　③うつ　④脳の病気　⑤偏見　⑥薬　⑦アルコールなどがあり、原因を理解して察することができれば、的確な対応を取ることも可能になると書いてありました。この小冊子は、どんなチームで作られたのですか。

岸川　「介護研究の会」は5人の小さな有志によるグループです。もう一人いたのですが、亡くなってしまった。僕を入れて、今は6人。安曇野に来てから地域活動を熱心にやってきましたが、敵を作りやすいのか、やることなすこと潰されて、敗北に次ぐ敗北です。この5人はやっと残った人たちなので、大事にしなければならないと思っています。

諦めるわけにはいかない

東田　この2冊が出たときは、マスコミにも取り上げられましたね。新聞記事のコピーが、待合室の壁に貼ってありました。

岸川　僕もあちこちから取材は受けるので、その度に記者さんに「認知症じゃなくて認知症状態と書いてください」と頼みます。だけどまったくダメですね。〈市民タイムス〉という新聞は認知症状態と書いてくれましたが、大新聞は頑なに「認知症」です。日本の医療がおかしくなったのは、マスコミの責任も大きいと思います。まともな記者がいても、新聞社は整理部を通るじゃないですか。そうすると、間違った「常識」しか載らない。

東田　岸川先生に敵が多くて、何かをやろうとすると潰されるのは、正論を言われるからですね。ホームページにある「認知症という病気はありません」「認知症は症状群です」「治療の目的は〝患者・介護者相互の生活改善〟です」という部分、それから今日のインタビューでも、反骨精神にあふれた言葉がたくさん聞かれました。簡易検査で「認知症」と診断するんじゃない。まして印象診断なんてもってのほか。精神科病床を埋めるための隔離収容政策に乗ってはいけない。MRIは脳の形を写しているだけで脳の機能はわからない。多くのデイサービスは収容所と化している。治療で大切なことは生活を取り上げないことだ。薬は使っても隙あらば減らしていく……。最後に将来の夢を伺いたいのですが。

岸川　僕は、今日あなたが取材に来てくれるまで、完全に諦めていたのです。もう人生は終わったって。敗北続きの人生でした。医者っていうのは、大体敗北するんですね。患者さんは最後は死ぬのだし……。それ以外でも負け続きでね。今日、あなたと会ったことで、少しは変わるといいのですが。

東田　岸川先生は、診療所のホームページに理念を書いていらっしゃいます。

〈認知症状態になったからといって、なんで人生を諦め、生活を取り上げられ、大人しくさせられて収容されないといけないのか。自分の自分なりの人生を全うさせようと闘って何がいけないのか。それに真摯に答え、今できる範囲での具体的方法を提示していくこと、それが専門医である私の仕事と考えています。もちろん、いつも理想通りにうまくいくわけではなく、諦めなければならないことも多いです。でも、私が先に諦めたら、誰が力になれるのかと自分に言い聞かせながら日々格闘しています。

―　諦めるわけにはいかない！　それが理念かもしれません〉

岸川　そうでしたね。僕はもう諦めて、山登りを楽しみながら余生を生きていこうと思っていたのです。いま考えると恥ずかしいですね。安曇野に来たのも、北アルプスの素晴らしい姿に魅せられたからです。この美しい地域で諦めずにやっていかないと、バチが当たりますね。

東田　本日はありがとうございました。これは私が書いた『認知症をつくっているのは誰なのか』という本です（SB新書：社会福祉施設「よりあい」代表・村瀬孝生さんとの共著）。認知症はつくられた病であるという主旨の本なので、岸川先生のお考えと近いのではないかと考え、僭越《せんえつ》ながら読んでいただきたいと思って持参しました。お暇なときに読んで感想などお聞かせいただければ幸いです。

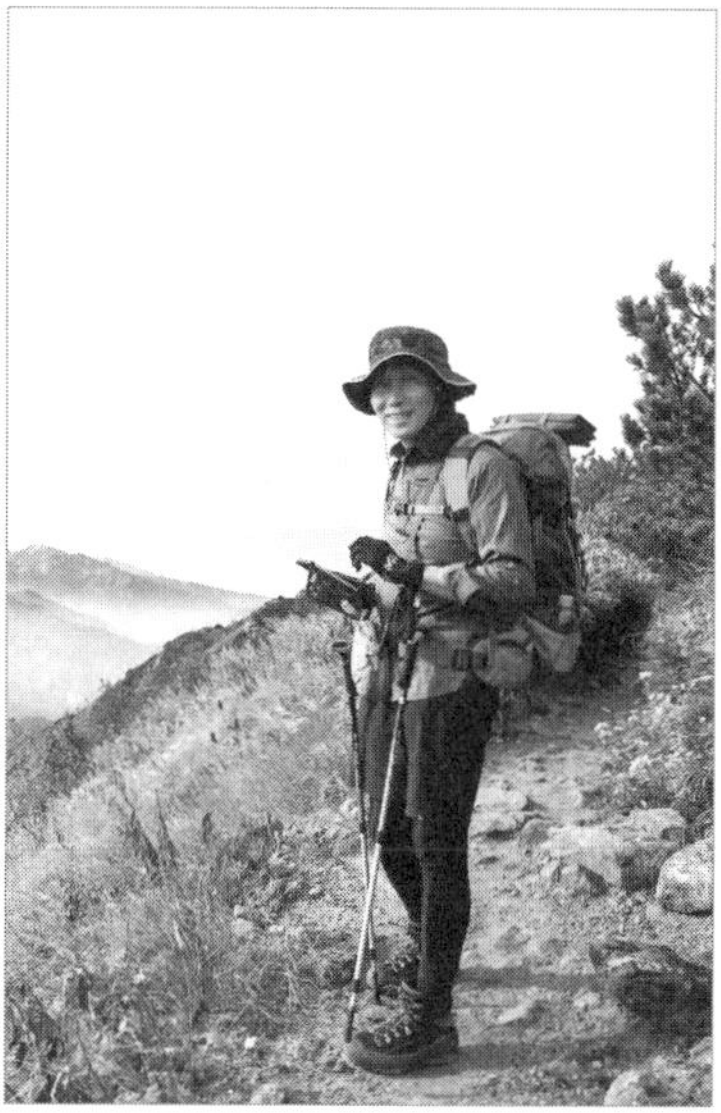

■インタビューを終えて

後日、岸川先生からメールをいただきました。私が差し上げた本の感想が書いてありました。少し長くなりますが、引用します。

（引用）

ずいぶん遅くなりましたが、一応一通り読みました。

とても真剣に、熱心に、熱い気持ちで少しでも良い介護をと頑張っている姿に、昔、早川一光先生や西宮の丸尾多重子さんに出会ったときのことを思い出しました。

仕事柄、色々な医師や行政や保健師、看護師に話をし、共同作業を提案していく中で、むなしい気持ちになっていたときに丸尾さんなどの介護の直接の現場にいる心ある人たちからは、諦めるなと、勇気をもらえたものです。そんなことを思い出しました。今は、幸い素晴らしい人たちに出会えているのですが…

彼（村瀬孝生さん）のような方に、まっすぐに答えることのできない医療従事者、我が国の医学のありさまに、彼らに代わって私が謝りたいと思うくらいです。

で、医学があまりにひどい有様なので、彼のような人にあっさりと医学から決別させてしまうこと、これは、病気と闘っている患者さんたちにとても不幸なことです。患者さんはあくまで患者さんで、病気に苦しむ患者さんであって、「認知症の人」ではないのです。認知症関連疾患患者さんの治療は医学・医療であって、社会学や人文科学ではないのです。

医学を諦め、社会学的・人文科学的介護論に入り込んでしまうこと、それこそが、あの汚らしい精神科医たちの思うつぼなのです。皆、心ある人々がその罠に取り込まれ、「病気と闘っている人たちを介護する」という冷静な考えができなくなってしまうのです。

「認知症」という病気はありません。でも、認知症（状態または症候群）は病気（アルツハイマー病など）なのです。「風邪」という病気がないけれど、風邪（症候群）は病気（上気道炎、咽頭炎など）であるように。

この違いをしっかりと言うことができず、病気の診断ができず、病気の診断によってより良い治療をすることができない医師たち、彼らは全く反省すらしていないのです。ハンセン氏病、精神病がそうであったように……。

アルツハイマー病は病気です。前頭側頭葉変性症はおそらく10以上の異なる疾患を包含する病気です。レビー小体病、パーキンソン病、さらにはパーキンソン症状を呈するいくつかの疾患は病気なのです。血管性認知症は脳梗塞後遺症が障害化してしまった病気なのです。固定するものと進行するものがあるのです。うつ病、甲状腺機能低下症、慢性心不全、悪化した糖尿病やアルコール依存症などなどは病気なのです。そして、アルコール依存症以外は認知症状態を治癒させることができるのです。

そして、とても大事なことは、〝老化は病気ではない〟のです。

さらに大事なことは、これらの病気にかかった方たちを認知症状態にならないようにするためには、それぞれ違った治療法、介護法があるのです。病気の診断なんて関係ないというのは、あの精神科医たちを喜ばせるだけです。それこそ彼らの狙いだからです。ミソもクソも一緒に認知症の薬を用いるのと、病気の違いによる障害や症状を一緒くたにして認知症の介護をすることは、一見違って見えますが、結局は同じことになってしまいます。もっとも、ひどい向精神薬を処方されたり、精神科病棟に入院されるよりは、いっしょくた介護の方がはるかにましではありますが……。正直50歩100歩というところです。

アルツハイマー病は、初期には記銘《きめい》力障害、遂行機能障害が見られ、介護はむしろ積極的に「思い出し訓練」、新しい手続き記憶を刺激する訓練などをするべきでしょう。投薬としては、うつ状態を示す患者さんには抗うつ薬を用いるべきでしょう。実際初期のアルツハイマー病とうつ病とは区別しにくいものです。引きこもり傾向がみられることが多いので、そのような方にはアリセプトが効果のあることがあります。さらに、患者さんの元々の性格や生活環境が異なれば、それぞれに投薬も介護刺激も異なります。

前頭側頭葉変性症なら、治療は全く異なります。アリセプトなどいわゆる「抗認知症薬」は禁忌です。介護的には脳機能の刺激はしないです。生活環境や元々の性格で異なりますが、できる限りやらせておくし、こだわり行動はあまり周りを困らせないものに変えていきます。元々の性格は非常に大きな違いを生みます。前頭側頭型認知症なるものは怒りっぽくなるという精神科医がいますが、間違いです。元々の性格にもよりますが、怒らせているだけです。少量のカルバマゼピンが有効なことが多いです。いきなり、強い向精神薬で抑え込もうとすると、かえって抑制が外れ身勝手行動がひどくなります。

レビー小体病は障害の変動性の大きさを和らげるのに、アリセプト、リバスタッチなどが効果を示すことがあります。しかし限定的なので、ふつうは投薬はしません。幻視は肯定も否定もしない「うやむや」対応で終始します。決して向精神薬を使ってはいけません。できるだけ現実世界、現実の社会生活に引き出していきます。これが最も大切です。初期からパーキンソン症状を示している場合は、ドパミンを少量用います。リハビリを指導します。大半は認知症状態にはなりません。

脳梗塞後遺症は、梗塞部位と障害・症状との関連を明確にして、意識レベルが不安定ならアリセプトが効く場合がありますし、意欲低下にはシンメトレル*を用います。何より、障害に対するリハビリを指導し、自信を取り戻させることが重要になります。生活をあきらめさせないことです。

皮質下白質病変による患者さんは、その病変部位によって症状が異なりますので、詳細な高次脳機能検査と画像所見との整合性が重要になります。

この二つの病気はMRI検査が必須ですが、それ以外にはMRI検査は役に立ちません。などなど……これは初期であって、中期、後期、末期ではさらにそれぞれ異なってきます。つまり、今見ている方が、何の病気で、初期なのか中期なのか後期なのか、薬剤性なのかをきちんと診断できないといけません。治療も介護方法も違ってくるからです。

これだけ簡単に述べても様々に違いがありますので、原因となる病気を診断することは治療や介護にとても重要なのです。が、この国では、心ある人々すら病気の診断をないがしろにし、病気で闘っていること、障害を抱えて生きていることを理解しようとはしません。とても悲しいことです。「認知症の人」という言い方は精神科医たちを筆頭にする医師たちがあまりに差別的、非人道的に扱うことに対して彼らも人なのだと言いたくて作った言葉でしょう。

でも、悲しいことに、それぞれに違った病気で闘っている、それぞれ異なる障害を抱えて生きているという医学的な観点がなかったために、または、「私たちには医学はわからないから」という理由でスルーしてしまったことによって、あの精神科医たちの期待通りの人文学的とらえ方で、私に言わせてもらうと、かえって差別偏見を助長してしまったのです。

今日、一人の患者さんの家族が来ました。長く診ている高齢発症のアルツハイマー病で、中期になってきたのでその介護注意点などを説明しましたし、投薬を変えることもできると説明しました。ここら辺では優秀なケアマネジャーも同席しました。家族が施設入所を希望しているからです。

一番真剣に聞いてくれて、驚くほど病気と障害を理解していたのは80を超えた介護者（妻）で、息子はいくら説明しても、世間では認知症と言っているし、この父も認知症なのだからもうどうしようもないだろうという態度です。私の病気の説明は聞くけれど難しい話だから、結局はとにかく世間でいう認知症なのだろうと言い放ちました。

もしここに、妻以外にももっとずっと真剣に彼のことを介護していた者やヘルパーが居たら違ったでしょう。

マスコミや医療者と称する者たちが拡散させたウソによる差別と偏見はここまで浸透しているのです。真剣に介護をしていない、治療をしていない者たちには都合のよいウソなのです。


この本で話をしておられる介護士さん（村瀬さん）は心温かい人だと思います。この国の医療の凄惨さに正しい怒りを抱いていらっしゃることがとてもよく伝わってきます。しかも実行力には感服します。だからこそ、これほどの方までが、病気は関係ないと切り捨ててしまう現実がこの国の救いようのない病理なのだと思わざるを得ません。

もうだめかもしれません、間に合わないかもしれません、けれど、少しでもそういう方たちに解ってもらえるように、諦めずに続けていきたいと思います。より解りやすく、より役に立つように。

岸川雄介

解説「市民にとっても介護・医療職にとっても最高の実践書」

医師　長尾和宏

世の中に認知症に関する本はたくさんあります。恥ずかしながら僕自身も10冊ほど書いてきました。しかし、患者さんやご家族から「どの本を読めばいい？」と訊ねられるといつも迷います。読んでも難しかったり、すぐに忘れてしまったり、途中で他の本に浮気したり……。実際、僕の部屋にも認知症関連の本が百冊以上、積まれています。

わかったようでわからない、役に立つかどうかはもっとわからない。戸惑っていると、次から次へと新しい情報が出てきて、振り回されている人も多いでしょう。これじゃあまるで、薬と同じですね。

しかし本書は違いました。結論から言えば、「認知症医療に大切なことが、本書に登場する9人の医師の言葉の中にすべてである」と断言できます。名医、というよりも、医療の匠と呼びたいドクターばかりです。百冊の認知症の本を読むよりも、本書を精読するほうが、はるかに価値があるのではないでしょうか。

僕は登ったことがないので偉そうなことは言えないけれど、「富士山に登るには、いろんなルートがある」とよく言われます。この本を読んで、その言葉が頭に浮かびました。認知症という高くて険しい山がある。その山の攻略法は、医師によってそれぞれ違う。認知症という病名への考え方、診療スタイル、薬へのこだわり、言葉の掛け方、生活のどこを見るのか……その視点は見事に異なります。

しかし、ルートは違えども、目指すところは同じだった。

いかにご本人と介護家族の生活を守るのか？　ゴールをそこに決めている人こそが、認知症の名医と呼ぶにふさわしい。この9人を名医として本書にまとめたことこそが、現在の認知症医療へのアンチテーゼになっているところが、見事です。

国や医師会は今、「かかりつけ医制度」を推進しています。その資格を得るためは、認知症領域の講義も受けることになっています。国立長寿医療センターや老年医学講座の教授の講義は僕自身も受けていますが、本書に書かれている内容とはかなり異なりました。正反対のこともあります。ここにまとめられているのは、まさに現場の声であり、現時点で、最高の実践書に仕上がっています。

本書に登場するドクターの中の何人かは、直接存じあげています。何度も講演を聴き、何度も酒を呑み交わしてきた先生もいます。しかし、本書を読み、初めて知ったことも多く、医者とは面白い仕事だなあと改めて思った次第です。医学部の卒業年度でいえば、僕はこの9人の中ではだいぶ年上のほう。医学の世界は縦割りで、卒業年度でヒエラルキーが決まります。というわけで僭越《せんえつ》ながら、お一人お一人への感想を簡潔に書かせていただきます。

1 西村知香先生

20年も前に認知症専門クリニックを開業されたということで、まさに先駆者ですね。初診に最低2時間かける、という言葉に驚きました。「認知症のケアをする人をケアする場所」というコンセプトも素晴らしい。

実は僕も、20年ほど前に、西宮市のNPO法人「つどい場さくらちゃん」の丸尾多重子さんとの出会いによって、認知症治療に対する考え方が劇的に変わりました。丸尾さんと初めて会ったとき、「ケアする人をケアせにゃあかん」と言っていたのですが、僕は当時、その言葉の意味がまったくわかりませんでした。

しかしその後、「つどい場さくらちゃん」に幾度となく通い、介護家族の言葉に耳を傾けるうちに少しずつわかってきました。そこから、「かいご楽快《がっかい》」という彼女が主催するイベントにも何度か登壇することになり、三好春樹さんと出会い、三好さんとの交流を重ねるうちに、認知症ケアの本質が深く理解できました。

だから、西村先生が言われる「お節介」とか「虐待予防」という言葉に強く共感しました。「くるみ」というクリニックの名前も素敵だし、「難聴用のスピーカー」も優しい。「目指すは完治ではなく幸せ」も素敵すぎる。医者は、患者さんと家族の幸せを忘れてしまい自己満足に甘んじて治療をしていないか。振り返って僕も反省しています。

2 長谷川嘉哉先生

西村先生と同じように介護者に寄り添う姿勢が素晴らしく、「家族は怒ってもいい。怒ったことで認知症が悪化した人を見たことがない」という言葉はとても新鮮でした。

そして何といっても、「認知症に四季がある」という発想がすごい。

人生にも四季があり、老年は晩秋以降に喩《たと》えられると考えますが、その晩秋の中にさらに、紅葉が少しずつ紅葉し、落ち葉になるように季節の移り変わりがある。生きている限り、状態は刻一刻と変わるわけで、時間の経過＝悪化ではない、という価値観には深く頷きました。『マンガ　ぼけ日和』は、僕も買いました。素晴らしい内容でした。小学生や中学生の教材に採用してほしいほどです。

180人ものスタッフを抱えたり、歯科診療に力を入れたり、「ライフドクター」を自認している点は、僕とすごく似ているな、と思いました。

異常性欲に少量のメマリーが効くという話は、初めて聞きました。これは他の医師も異口同音におっしゃっていることですが、薬がいい／悪いというよりも、使い方（具体的にはタイミングと量とやめどき）、ですよね。NHKアナウンサーのスピーチコンサルタントを受けて、コミュニケーションスキルを磨いたというのもすごい話。この人がいれば、東濃地方は安心でしょう。僕も機会があれば、長谷川劇場を見学してみたいです。

3 森田洋之先生

風の噂で、森田先生が鹿児島の宅老所「いろ葉」の敷地内で開業した、ケアのカリスマと評価されている中迎組に入門されたと聞いたときは、僕はどんなに嬉しかったことか。やっと夕張からこちら側に来てくれた、って感じかな。僕自身、「つどい場さくらちゃん」の丸尾組に入門したところから人生が大きく変わったように、森田先生にとっても大きな転機だったはずです。

コロナ禍の初期、何度もＺｏｏｍでリモート呑みをした仲間です。つい先日（２０２４年３月）も、僕の配信番組『長尾チャンネル』にご出演いただいたばかり。コロナの過剰な自粛政策は高齢者にどれほどの悪影響を与えるのか、医者たちが市民ではなく為政者を見てコロナ対策を進めたことに、森田先生は本気で怒っていました。いや、今も怒っています。優秀な医師であり、本気で怒りを語れるジャーナリストでもあります。

その後、認知症領域だけにとどまらず、経済学部出身であることから、医療経済や政策にまで精通されているので、テレビで拝見する機会も増えました。７万円開業の真意とは、介護が主で医療は従、という意味ですよね。余計なことをしない医療に徹している姿には感銘を受けます。そういえば僕も患者さんと一緒に散歩していたなあ。それにしても、西の「あおいけあ」、東の「いろ葉」。どちらも知っている医師は、日本中で森田先生と僕だけでは？　お互い、頑張りましょう！

4 上田諭先生

数年前に、先の「かいご楽快」に一度お呼びしたことがあります。一見クールでおとなしい、僕と正反対のタイプ。しかし、その胸に秘めた思いは熱い。この9人の中でただお一人、精神科医として、病院勤務を転々とされている。つまり一番、重度の認知症患者を診ているのが、上田先生です。コロナ禍に見たテレビ番組で、精神病院の実態を目の当たりにし、自分の生き方を変えたなんていう医者は、なかなかいないでしょう。還暦を過ぎてから火中の栗を拾いに行く。僕は同じ番組を見ても、コロナ対応に精一杯で何も行動に移せなかったから、それだけでもう、頭が下がります。

しかしその秘めた情熱は、今に始まったことではありません。『治さなくてよい認知症』という本が出たときは、あまりにも挑戦的なタイトルに驚きました。さすが元朝日新聞社員です。記者を目指していたのに、医学部に入り直して医者になったなんて、経歴が面白過ぎます。そして、医者になってからの経歴もまた凄まじい。背が高く、男前で、ヨットに乗り、繊細でいかにも女性にモテそうでいて、医学会では闘う教授。

何もかも僕とは違うのに、その生き方にとても共感しています。

日本の精神病院は、認知症診療に限らず課題山積です。まさにアンタッチャブルな世界であることは重々承知していますが、持ち前の好奇心と突破力で全面改革をお願いします。

5 白土綾佳先生

実は、彼女の取材のときだけ、僕も茨城県の「あやか内科クリニック」に同行させていただきました。

東田さんの背中に隠れてのサプライズ訪問でしたが、「ええ？　なんで長尾先生がいるんですか!!」と期待以上に驚いてくれて、嬉しかったです。あの笑顔を見ればわかります、嘘のない医療をしていることに。やさしいデザインが施された居心地のいいクリニックの空間に入った瞬間、「ああ、病気になったらここに来て相談したい」と思いました。

彼女とはまさに、同志としてこの10年近く活動をしています。

本書にたびたび登場するアリセプトという薬は、その薬害で苦しむ患者が全国に多数いました。有志で集まり、国会を動かして「アリセプトの増量規定」を撤廃できたのは、白土綾佳先生の力が大きかったのです。もちろん師匠の河野和彦先生のご活躍もありましたが、白土先生の演説も政治を動かしました。

現在は、〈日本認知症研究会〉の代表としてご活躍中です。毎朝、僕のところにも、彼女のメルマガが届きます。病院が嫌い、でも患者さんが好き。人の笑顔を見るのが好き。これ以上の名医の条件があるでしょうか？　目指す方向は僕と同じ、全人的医療です。これからの日本の認知症医療界の素敵なリーダー、活躍に期待しています。

6 松野晋太郎先生

飄々《ひょうひょう》とした高身長でイケメン。実直で優しく、理知的。外見はそんな印象だったけど本書を読むと、お母様がモデルで、自分も赤ちゃんモデルだった？　たしかにその片鱗《へんりん》がありますす。ありすぎる。僕と正反対で、嫉妬します。しかし、「市川フォレストクリニック」が人気なのは、そのルックスのせいだけではありません。

「僕は100人診て、1人でも治せない人がいたら落ち込むタイプ」という言葉に、松野先生の人柄がすべて現れています。誰のことも見捨てない。全員を治したい。そのためにストイックに研鑽を積む。夜、酒を呑みながら、明日来る患者さんの治療について考えている……しかも、ギリギリの量の薬で、華麗に治す。完璧主義ゆえ独自の道を開拓しているのが松野先生です。講演を聴くたびに新しい視点があり、唸《うな》ります。

本書では、ウインタミンの使い方あたりにコウノメソッドの秘伝の技が光っています。松野先生は、この世界では意外と珍しい循環器の先生です。認知症を診る医者は視点が多ければ多いほどいいのです。先生は視野がとても広く、それなのにどの角度からも精度が高い。どこまで昇っていくのか、注目しています。

7　平山貴久先生

『鹿児島認知症ブログ』は、認知症を診ている医者のあいだではとても有名です。逆に、このブログを読んだことがないという医者は信用しないほうがいいでしょう。しかも、誰でも読むことができるのがとてもいいです。具体的な症例がたくさん出てきて、どんな医学書よりも医学書らしいと評判です。何を隠そう、僕もこのブログで密かに勉強をしていたこともありました。

平山先生は患者さんの「自己肯定感」をもっとも大切にされています。だからこそ、「大丈夫」というありきたりの言葉に、大きな力が宿される。一人の優れた医学者と一人の人間としてのバランス感覚が素晴らしい。奄美大島で培われた経験が、大きく役立っているのでしょう。「薬より介護」と明言され、書棚には介護の大御所である三好春樹さんの書籍が並んでいたということ。その影響もあるのでしょう、認知症を「死生観」の問題と捉えるというお考えには、膝を叩きました。認知症を「疾患」と捉えるか？　それとも、「加齢」と捉えるか？　ここが、認知症治療の大きな鍵になるのだと、改めて考えさせられました。

8 平川亘先生

平川先生、あなたは天才だよ！　僕は何度、ご本人に面と向かってそう言ったことか。いえ、僕だけではありません。平川先生は、認知症に携わる医師全員が認める天才です。人間的にもそのへんの医者と器がまったく違います。おまけに趣味もプロ級。講演会では真面目に認知症について議論を闘わせたあと、懇親会では急に目じりが下がり、大好きな魚釣りの話をしてくれます。スマホに入っている写真を熱心に見せてくれ、釣った魚についてまるで少年のように夢中で語ります。成熟しているのか、少年のままなのか、神様はなぜこんな多彩な人を造ったのか、不思議な人です。

だから、東田さんが以前、「平川先生の追っかけ」をしていた、というエピソードはよくわかります。医者でも追いかけたくなるのですから。でも絶対に、追いつけません。どうしてこんな優秀で患者想いの医者がいるのか、と会うたびに思います。そして、講演のスライドが綺麗でインプレッシブなのは、もともとクリエイティブ志向だったからなのですね。謎が解けました。

普通、天才医と呼ばれる人は、患者想いではありません。技術や才能に溺れがちで、気がつくと自己満足に陥ってしまう人が多いのですが、平川先生は天才なのに誰よりも患者さんのことを想える人です。その原点が、神の手と言われた福島先生との出会いにあったことは本書で初めて知りました。

「すべては患者さんのために」。「お前は死んでもいいから、患者さんを助けろ」。令和の今こんなことを部下に言ったら、コンプライアンスとやらでクビになります。だからもうこの先、平川先生のような医者は現れないでしょうね。

9 岸川雄介先生

先の上田先生が、「治さなくてよい認知症」と謳う一方で、そもそも、「認知症という病気はない」と言えるのが岸川先生です。

この言葉を聞いて、すぐに理解できる人はいないかもしれません。しかし本書を読めば岸川先生がいかに全人的医療を追及してこられたか理解できるでしょう。僕が岸川先生を知ったのは、やはり、先の「つどい場さくらちゃん」の丸尾多重子さんの紹介でした。丸尾さんがもっとも尊敬している医者が、岸川先生なのです。「長尾ちゃん、病院の先生やけどあんたより、百倍も千倍も凄い医者がおる。爪の垢を煎じて飲ましてもらったらええんちゃう?」と、何度も言われました。

丸尾さんは医者が大嫌い。大嫌いな医者は「○○先生!」と呼び、医者だと認める人は「○○ちゃん!」と呼び明確に区別しています。その競争率の高い「○○ちゃん」グループの頂点に君臨したのが「岸川ちゃん!」でした。

今回、東田さんはそれぞれの先生に抗認知症薬の増量規定について訊ねておられます。それぞれの先生が問題であると語っていますが、岸川先生はずばり一言、「あんなバカなものに従ったことはありません」と。いやあ、痛快でした。目の前の患者さんの副作用を見ながら薬の調整をするのが医者の仕事。どうして製薬会社や厚労省の役人が、薬の量を決めるのか？　本当にその通りです。僕もまったく同じ想いです。

大阪の病院におられたけども、安曇野で開業されると聞いたときの丸尾さんの落胆ぶりは忘れられません。でも、美しい山に囲まれた新天地で、理不尽な医療に諦めることなく、岸川ワールドを追及しておられることを本書で知り、嬉しくなりました。そして、僕もまだ諦めてはいけないなと、パワーをもらいました。

さて、読者のあなたはそれぞれの匠の言葉を読んで今、認知症についてどんな考えを持ちましたか？　これを読んでいるということは、認知症になったご家族の治療に迷いがあるのではないでしょうか？　もう過去形かもしれませんが。

日本の医療に、僕は絶望していました。コロナ禍になって、さらに真っ暗闇になりました。しかしこの本を読んで一筋の光、否、九筋の光を見つけた気分になりました。

本書に登場する9人に直接診てもらえなかったとしても、きっとあなたの周囲にも、光を照らしてくれる医師が必ずや、いるはずです。

最後に、まさに全国を取材して回られた東田勉さんのご尽力に感謝申し上げます。東田さんとは僕との共著もありますが、三好春樹さんの右腕としてこれまで多数の認知症の書籍に携わってこられました。医療ジャーナリスト、医療ライターと名乗る人に、患者側ではなく、権力にすり寄って飯を食っている人が多くいます。言葉を仕事にしているはずなのに肩書のある人の言葉にすぐ騙されるのです。

しかし、東田さんは違います。

認知症の世界を知り尽くした東田さんならではの質問力も素晴らしく、それぞれの医師が目指す認知症医療の本質を見事に引き出しています。何気ない質問の裏側に、長年の取材経験の跡が伺えます。

本書は、東田さんにとって集大成ともいえる記念すべき本になるでしょう。また本書を企画されたブックマン社編集部の慧眼にも感謝を。名医とは何か？　今一度、読者それぞれが考えるいい機会です。そして、医療に悩み苦しめられているすべての人にこの本を。

求めよ、さらば与えられん。

2024年 春

「認知症 9人の名医」註釈

【アデュカヌマブ（一般名）、（商品名：アデュヘルム）】

アメリカのバイオジェンとエーザイ株式会社が共同開発したアルツハイマー治療薬。脳内のアミロイドβプラークを減少させることによって、アルツハイマー病の病理に作用する初めてかつ唯一の治療薬として2021年にアメリカ食品医薬品局（FDA）で迅速承認された。しかし、病気の進行抑制効果や米国での承認過程に疑義が提示され、高額だったこともあり、日本で承認がされぬうちに、2024年1月に販売終了が発表された。


【アバン（一般名：イデベノン）・カラン（一般名：ビンポセチン）】

脳血管を広げて循環を良くし脳に酸素やエネルギーを送りやすくするとして1990年代に大きな市場を獲得した薬。その中でも、武田薬品工業が発売したアバンとカランが有名であったが、再評価ののち効果が認められないとして、アバンは1998年に、カランは2001年に承認が取り消されている。


【アミロイドβ（ベータ）】

脳内で作られるタンパク質の一種。通常は不要になると短期間で分解され、排出される仕組みになっているが、アミロイドβ同士が結合して異常なアミロイドβになると、脳に蓄積され、健康な神経細胞に影響する。アミロイドβの出す毒素で神経細胞が死滅し、情報の伝達ができなくなり次第に脳が萎縮していく。その結果、アルツハイマー型認知症が進行していくという説が有効とされている。


【アリセプトの増量規定】

アリセプト（一般名：ドネペジル塩酸塩）は1997年にアメリカで発売され、日本では1999年に承認された抗認知症薬。アルツハイマー型認知症やレビー小体病においては、脳内でアセチルコリンが減少しているため、アセチルコリンを分解するアセチルコリンエステラーゼという酵素の働きを阻害することによって症状を改善しようとするもの。

増量規定とは、当初「1日1回3㎎から開始し、1〜2週間後に5㎎に増量し、経口投与する。5㎎で4週間以上経過後、10㎎に増量する。なお、症状により5㎎まで減量できる」といった内容であった。しかし増量によって多くの副作用報告があったこと。医師の判断で減量すると診療報酬請求が認められずに減点され、実質的に医師が負担する事態が起きるという問題もあり、2016年に増量規定は撤廃。個々の症例に応じて医師が医学的に判断できるようになった。しかし、この経緯を知らない医師も未だ多くいるという。


【意味性認知症】

脳の前頭葉や側頭葉に萎縮が起こる認知症のことを前頭側頭葉変性症と呼び、これは症状によって3つの型に分けられる。そのうちのひとつが意味性認知症で、前頭葉よりも比較的、側頭葉（特に前方部分）に萎縮や脳血流の低下が見られ、ものの名前が出てこない、言葉の意味を忘れるなどの症状がある。

【改訂クリクトン尺度】

介護者が本人の印象を日常生活動作、行動障害、情緒障害を含む11項目で評価し、介護負担を数字で可視化する尺度。


【改訂長谷川式認知症スケール】

多くの医療機関で用いられている簡易的な認知機能テスト。１９７４年に長谷川和夫医師（当時の聖マリアンナ医科大学・神経精神科教授）らによって開発され、１９９１年に改訂。


【筋強剛《きんきょうごう》】

パーキンソン病が進行したときに起きる運動障害のひとつ。筋《きん》固縮《こしゅく》ともいう。他者が手足などの関節を動かすと、カクカクとした歯車のような抵抗を感じる（歯車様現象）、鉛管を曲げるときのような抵抗を感じる（鉛管様現象）、顔の筋肉が強張ることで無表情な顔つきになる（仮面様現象）などが見られるようになる。


【グラマリール（一般名：チアプリド塩酸塩）】

体の異常な動き（不随意運動）を抑えたり、脳梗塞のあとに起こる興奮、徘徊などの原因となる精神症状や異常行動を抑えたりする抗精神病薬のひとつ。脳内のドパミン受容体を遮断し、ドパミン（神経に興奮性の刺激を伝達する物質）の働きを抑えることで、興奮・攻撃性の症状を改善する。


【グルタチオン】

グリシン、グルタミン酸、システインの3種のアミノ酸が複数結合した化合物。強力な抗酸化作用（活性酸素の除去作用）により老化現象を防ぐ働きが期待され、アンチエイジングのほか、パーキンソン病の治療などに用いられ白玉点滴と謳っている医療機関もある。


【クエチアピン（一般名）（商品名：セロクエル）】

統合失調症の薬として２００１年に発売された、多元受容体標的化抗精神病薬のひとつ。少量で認知症の周辺症状の治療に使う医師もいる。先発品がセロクエル、クエチアピンはジェネリック。ドパミンだけでなく、さまざまな受容体に作用してその働きをブロックし、ドパミン過剰による幻聴や妄想を改善、鎮静作用も期待できるとされている。


【ケアマネジャー】

介護支援専門員のこと。介護保険サービスを受けるために、ケアプラン（計画書）を作成したり、サービスを行う事業者との調整を行なったりする。介護支援専門員実務研修受講試験に合格し、指定業務を5年以上、かつ９００日以上の現場経験が必要。居宅介護支援事業所（自宅介護を受ける人のための介護サービスを展開する）や、特別養護老人ホーム、地域包括支援センター（自治体の介護相談の窓口）などに勤務することが多い。


【抗認知症薬の適量処方を実現する会】

「抗認知症薬の作用は個人差が大きいため、医師の裁量で患者それぞれの適量を処方すべき」という主旨で２０１５年に設立された一般社団法人。代表に長尾和宏医師（本書解説者）。この会の活動などによって２０１６年にアリセプトの増量規定が撤廃された（前出）。

【高齢者虐待防止法】

65歳以上の高齢者に対する虐待を防ぎ、保護するための措置や支援などについて定めた法律で、2005年に制定された。正式名称は「高齢者虐待の防止、高齢者の養護者に対する支援等に関する法律」。高齢者への虐待と定義されているのは、①身体的虐待、②介護・世話の放棄・放任、③心理的虐待、④性的虐待、⑤経済的虐待の5種類。


【在宅療養支援診療所】

病気や障害があるために通院が困難で、在宅療養を希望する人のためにその地域で主たる責任をもって診療にあたる診療所のこと。かかりつけ医として、医師や看護師が定期的に自宅を訪問して診療や介護を行う。地域の介護・福祉サービス事業所と連携を取り、24時間緊急往診ができる体制を維持する必要がある。


【サ高住】

サービス付き高齢者向け住宅のこと。2011年に政府の施策「地域包括ケアシステム」の一環としてスタートした。入居対象は、60歳以上の高齢者もしくは60歳未満の要介護認定者。一人暮らしや夫婦2人の世帯を対象とする自立ができる人向けの一般型と、常駐スタッフが生活支援や介護サービスを提供してくれる介護型の2種類に分かれている。型の違いや部屋の広さ、立地などにより入居費用は変わってくる。


【周辺症状（BPSD）】

認知症の周辺症状は、中核症状に対して二次的に起こってくる症状のことで、本人の心理状態によって現れてくる症状を指す。Behavioral and Psychological Symptoms of Dementiaの頭文字をとってBPSDと呼ばれる。うつ、幻覚、妄想、無気力、怒りっぽくなるなどの精神症状と、徘徊、多動、暴力、興奮などの行動症状に分けられる。薬物治療やリハビリなど、接し方によって改善する可能性は大いにある。


【主治医意見書】

主治医が申請者の既往歴や投薬の状況、症状の進行予測や特別な医療措置の必要性などを書き込む書類で、市区町村が要介護・要支援認定を行う際に使用されるもの。介護認定の結果の確認修正、どの程度の介護が必要なのかの確認、ケアプランの作成などに使う。


【小規模多機能型居宅介護】

利用者が地域に住んだまま自立した生活を送れるよう、「通い」「訪問」「宿泊」の3種類のサービスを提供する地域密着型サービスのこと。定員や稼働職員の制限などがあるが、空きさえあれば24時間365日利用することができる。基本短期入所に対応していて、長期入所ができるのは「グループホーム」。


【シンメトレル（一般名：アマンタジン塩酸塩錠）】

脳内でのドパミンによる神経伝達を増強することで、パーキンソン病の筋強剛などの症状を改善。また、ノルアドレナリンやセロトニンといった神経伝達物質の神経系へ作用することで、意欲の低下といった脳梗塞の後遺症を改善する薬。


【錐体外路《すいたいがいろ》症状】

大脳皮質から発生して、運動信号を脊髄と脳幹に運ぶ経路のことを錐体路といい、体の筋肉を制御する役割がある。錐体外路はそれ以外の中枢神経の経路のこと。錐体外路症状は、明らかな運動麻痺がないのに、自分の意思とは関係ない不随意運動による症状とともに、筋緊張の異常が見られるもの。

【前頭側頭型認知症（FTLD）】
脳の前頭葉と側頭葉が萎縮し血流が低下することによって、さまざまな症状が引き起こされるタイプの認知症。反社会的な行動をしたり、感情や発言の抑制がきかなくなったりする。40代〜60代と比較的若い世代に起こりやすい。

【前頭側頭葉変性症（ピック病）】
脳の前頭葉や側頭葉に萎縮が起こる認知症のことを前頭側頭型認知症と呼ぶが、そのなかで、脳の神経細胞内にピック球という異常な物質のかたまり（ピック球）ができることで、前頭葉や側頭葉が萎縮する病気。40代〜60代と比較的若い世代に起こりやすい。

【タウ蛋白《たんぱく》】
微小管という細胞の構造を作る繊維に結合するタンパク質のこと。これが脳内で過剰になると、シナプス間に起こる信号の伝達を低下させて認知症を引き起こすといわれている。

【短期記憶障害】
脳血管障害や異常タンパク質の蓄積など、脳の障害で発生するもので、短い時間内に起きた新しい出来事を記憶する機能が低下すること。

【中核《ちゅうかく》症状】
認知症には中核症状と周辺症状がある。中核症状は、脳の病変や障害によって引き起こされる症状のことで、記憶障害（もの忘れ）、見当識障害（時間や場所がわからない）、実行機能障害（仕事や家事など今までできたことができなくなる）、言語障害（うまく会話ができなくなる）、失行（体に麻痺などがないのに、日常的な動作ができなくなる）、失認（視力には問題がないのに対象を認知できなくなる）がある。

【特養】
特別養護老人ホームのこと。地方公共団体や社会福祉法人が運営している要介護3〜5の高齢者が利用できる施設で、24時間の介護サービスを展開しているもの。在宅復帰を目指してリハビリを行う老健（介護老人保健施設）とは異なり、生活の場となっている。

【認知症疾患医療センター】
もの忘れ相談から診断、治療、介護保険申請の相談まで、地域医療と介護が一体になってワンストップで支援のできる医療機関のこと。住んでいる都道府県のサイトから検索可能。

【廃用《はいよう》症候群】
過度に安静にさせたり、活動量が低下することにより心身に生じるさまざまな症状のこと。寝たきりの状態が続くと、筋肉や関節、臓器などがうまく機能しなくなるだけでなく、精神機能も低下し、運動障害、呼吸器の障害、自律神経や精神の障害、泌尿器、皮膚、消化器系の障害も併発しやすい。

【パワリハ】

パワーリハビリテーション。マシントレーニングを軽負荷で行うことで、自立性の向上とQOLの高い生活への復帰を目指す新しい手法として、昨今注目を集めている。


【メマリー（一般名：メマンチン塩酸塩）】

2011年に第一三共株式会社が中等度および高度アルツハイマー型認知症治療薬として発売。過剰なグルタミン酸の放出を抑え、結果的に脳神経細胞が死滅するのを防ぐといわれている。


【有料老人ホーム】

有料老人ホームは民間運営の施設を指す。65歳以上を対象とする、生活や介護の支援が受けられて医療体制も整っている「介護付き有料老人ホーム」、自立度の高い60歳以上が対象の「住宅型有料老人ホーム」、介護サービスのない、身の回りのことを自分でできる60歳以上を対象としている「健康型有料老人ホーム」の3種類に分けられる。


【抑肝散《よくかんさん》】

7種類の生薬からなる漢方薬。神経の高ぶりを抑え、手足の痙攣、子どものひきつけなどといった筋肉のこわばりを緩和する。漢方の中で認知症治療にもっとも用いられる。


【リバスチグミンパッチ】

パッチタイプのコリンエステラーゼ阻害薬。軽度および中等度のアルツハイマーにおける進行抑制が期待できるという。2011年に小野薬品工業が発売したのがリバスタッチ、同年にノバルティスファーマが発売したのがイクセロンパッチ。


【レミニール（一般名：ガランタミン臭化水素酸塩）】

コリンエステラーゼ阻害薬の一つ。脳内のアセチルコリン（神経伝達物質）の量を増やすことで記憶障害や実行機能障害、見当識障害などの進行を遅らせるといわれている。2011年にヤンセンファーマと武田薬品が発売し、2023年に太陽ファルマが製造販売権等を譲受している。


【ABCスケール】

2021年に日本で開発された認知症評価のためのツール。日常生活動作に関するもの、周辺症状に関するもの、認知機能に関するものの3つについて同時に評価できる包括的な検査。13項目の質問で構成されている。


【MMSE（ミニメンタルステート検査）】

国際的に使用されている、認知症のスクリーニングテストで、認知機能の低下を客観的に評価するもの。正式名称は、Mini-Mental State Examinationという。1問10秒で回答し、10〜15分の所要時間で行える。

東田勉
Tsutomu Higashida

1952年鹿児島市生まれ。國學院大學文学部国語学科卒業。コピーライターとして制作会社数社に勤務後、フリーライターとなる。当時の取材分野はベンチャービジネス。その後、出版社で在宅介護雑誌の編集に携わったのを契機に、医療・福祉・介護分野に転身。著書に『認知症の「真実」』『親の介護をする前に読む本』(いずれも講談社)、『やさしすぎるあなたがくたびれない介護』(大和書房)、『認知症をつくっているのは誰なのか』(村瀬孝生さんとの共著:SB新書)。編集協力に『完全図解　介護に必要な医療と薬の全知識』(長尾和宏・三好春樹編著:講談社)などがある。

「認知症」9人の名医

発行日　2024年5月10日　初版第一刷発行

著者	東田勉
装丁	藤 星夏(TwoThree)
DTP	TwoThree
協力	「えんがわJAPAN」
アドバイザー	原久仁子
編集	小宮亜里　黒澤麻子
営業	石川達也
発行者	小川洋一郎
発行所	株式会社ブックマン社 〒101-0065 東京都千代田区西神田3-3-5 http://www.bookman.co.jp TEL:03-3237-7777　FAX:03-5226-9599
ISBN	978-4-89308-971-7
印刷・製本	シナノ印刷株式会社